JN194955

イラストでよくわかる

がん治療と
サポーティブケア

第2版

監修 田口　哲也　（京都府立医科大学内分泌・乳腺外科学 教授）

編著 阿南　節子　（同志社女子大学薬学部 教授）
　　　櫻井美由紀　（関西労災病院薬剤部）
　　　岩本寿美代　（大阪ブレストクリニック看護部）
　　　高橋　由美　（国立病院機構北海道がんセンター看護部）
　　　井関　千裕　（兵庫県立西宮病院看護部）
　　　関　　孝子　（関孝子社会保険労務士事務所／特定社会保険労務士）

イラスト 櫻井　秀也　（西岡本薬局）

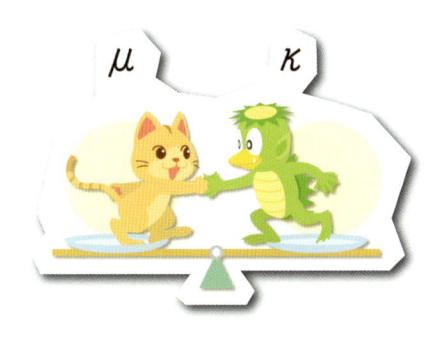

じほう

第2版の発刊にあたって

　2012年に本書の初版が発刊されてから，7年が経過しました。この間，世界的にがん罹患数は増加し続けていますが，一方でがんの診断・治療の進歩もめざましいものがあり，がんサバイバー（がん経験者）も急増しています。米国国立がん研究所（NCI）の研究者による調査では，2010年から2020年の間に65歳以上のがんサバイバーは42％増加し，約800万人から1,100万人以上に増えると予測されています。同様にわが国においても，がんサバイバーは急速に増加しており，数百万人にも達すると考えられています。

　初版発刊時の本書の目的は，がん治療が最小リスクで最大効果を発揮するために，医療者は患者さんに対してどのような情報提供が必要かの視点に立ち，図やイラストで解りやすくがん治療を説明するのに役立てていただきたいというものでした。そして，主に抗がん薬の多様な副作用に重点を置きました。

　改訂版である本書では，初版の基本的な考え方に加えて，最近のがん医療のトピックスである「がんと遺伝子」にも焦点を当てています。さらに，今後も増加し続けると予測されるがんサバイバーの支援をWell-Being（ウェル・ビーイング；心・体・暮らしが満たされている状態）の視点から考えた，「がんと上手に向き合うために」という章を設けました。この章では，がんサバイバーの心，体，暮らしの問題を取り上げています。

　また，Topicsの章には，今後重要になる，社会的リソースや就労支援の項目を新たに加えました。そして巻末では，患者さんがチーム医療の一員となるためのツールとしての重要性から，"患者ノート"を提案しています。

　本書のウィットに富むさまざまなイラストを通じて，患者さんのがん治療に対する理解が深まるだけでなく，日常生活でも一歩前に進む機会になることを期待します。

　2019年6月　　　　　　　　　　　　　　　　　　　　　　　　阿南　節子

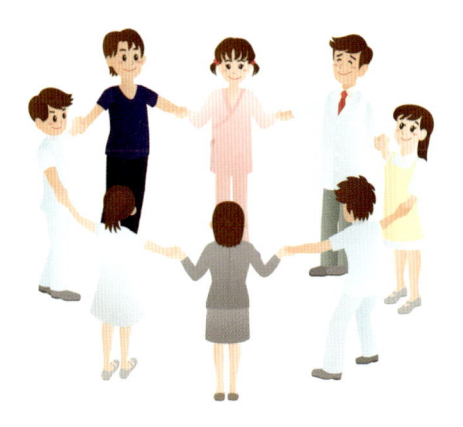

目次

◆◆ Chapter1　がん細胞とがん治療

1　がんの発生メカニズム ………………………………………… 2
2　がん幹細胞 ……………………………………………………… 4
3　がんの増殖―血管新生と栄養 ………………………………… 6
4-1　抗がん薬の種類と特徴―殺細胞性抗がん薬 ………………… 8
4-2　抗がん薬の種類と特徴―ホルモン療法薬，分子標的治療薬 … 10
4-3　抗がん薬の種類と特徴―免疫チェックポイント阻害薬 …… 12
5　バイオ医薬品 …………………………………………………… 14
6　がんの治療法 …………………………………………………… 16
7　がん治療と診療ガイドライン ………………………………… 18
8　科学的根拠に基づくがん予防 ………………………………… 20

◆◆ Chapter2　がんと遺伝子

9　遺伝子・ゲノム・遺伝子変異とは …………………………… 22
10　がんと遺伝子の関係 …………………………………………… 24
11　がんの個別化医療と遺伝子検査 ……………………………… 26
12　がんゲノム医療 ………………………………………………… 28

◆◆ Chapter3　副作用と対策

13　抗がん薬の副作用の考え方 …………………………………… 30
14　骨髄抑制 ………………………………………………………… 32
15　感染対策 ………………………………………………………… 34
16　悪心・嘔吐対策 ………………………………………………… 36
17　下痢・便秘 ……………………………………………………… 38
18　口腔粘膜炎・味覚障害・歯周病 ……………………………… 40
19　血管外漏出・静脈炎 …………………………………………… 42
20　脱毛 ……………………………………………………………… 44
21　手足症候群・痤瘡様皮疹・爪周囲炎 ………………………… 46
22　間質性肺炎 ……………………………………………………… 48
23-1　ケモブレインの症状 ………………………………………… 50
23-2　ケモブレインの対策 ………………………………………… 52
24　末梢神経障害（ニューロパチー） …………………………… 54
25　腎障害・出血性膀胱炎 ………………………………………… 56
26　腫瘍崩壊症候群 ………………………………………………… 58

27	心障害	60
28	がん化学療法と生殖機能障害	62
29	アカシジア	64
30	顎骨壊死症	66
31	がん関連疲労（CRF）	68
32	免疫チェックポイント阻害薬による副作用	70

◆ ◆ Chapter4 　がんと上手に向き合うために

33	がんの痛みについて	72
34-1	脱水：水分補給の重要性	74
34-2	脱水：症状と対策	76
35	抗がん薬治療時の注意―すべての人の安全のために―	78
36	心のケア	80
37	睡眠障害への対処	82
38	食事	84
39	スキンケアとメイク	86
40	運動とリラクセーション	88
41	代替医療と補完医療	90

◆ ◆ Chapter5 　Topics

42	がんサバイバーシップ	92
43	AYA世代とがん	94
44-1	子どもへの伝え方①	96
44-2	子どもへの伝え方②	98
45	在宅でのがん医療	100
46	骨の健康	102
47	セクシュアリティとがん	104
48	社会的リソース（サポートセンター等）へのアクセス	106
49	周囲の人との関わり	108
50-1	就労と医療費―がん患者の就労支援	110
50-2	就労と医療費―介護休暇	112
50-3	就労と医療費―高額療養費制度	114
50-4	就労と医療費―傷病手当金	116
50-5	就労と医療費―障害年金	118

◆◆ 資料編

1 血管外漏出リスク分類 ……………………………… 122
2 投与ルート選択アルゴリズム ……………………… 123
3 英国の投与ルート選択アルゴリズム ……………… 123
4 主な抗悪性腫瘍薬における間質性肺炎，肺障害の発生頻度 …… 124
5 各種抗がん薬の精子形成に対する影響 …………… 125
6 がん化学療法と放射線治療が女性に恒常的な無月経を
引き起こすリスク …………………………………… 126
7 がん関連疲労（CRF）対策 ………………………… 127
8 心の健康を保つ方法 ………………………………… 128
9 睡眠障害への対処法 ………………………………… 129
10 がん治療中・治療後の食事の工夫 ………………… 130
11 骨の健康を維持するための方法 …………………… 131
12 相談内容と活用できる制度 ………………………… 132

◆◆ 患者ノート …………………………………… 133

イラストはダウンロードが可能です

　本書掲載のイラストや巻末付録「患者ノート」は，インターネット上の下記サイトからPDFをダウンロードすることができます（本書ご購入者限定。プリントアウト可）。患者さんへの説明等にお役立てください。

◆URL：https://ser.jiho.co.jp/supportive-care/
◆パスワード：supportive2
　（すべて半角・小文字で，「エス・ユー・ピー・ピー・オー・アール・ティー・アイ・ブイ・イー・2」）

※ご利用はご購入者に限ります。
※必ず専用サイトの注意書きをよく読み，ご理解のうえご利用ください。

◇ ◆ **Chapter1**
がん細胞とがん治療

◇ ◆ **Chapter2**
がんと遺伝子

◇ ◆ **Chapter3**
副作用と対策

◇ ◆ **Chapter4**
がんと上手に向き合うために

◇ ◆ **Chapter5**
Topics

1 がんの発生メカニズム

◆ なぜがんが出来るのか

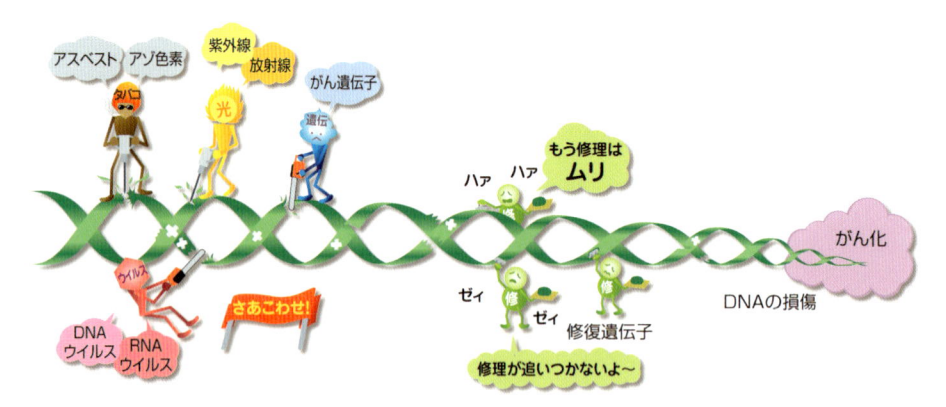

◆ 拡がりも多段階

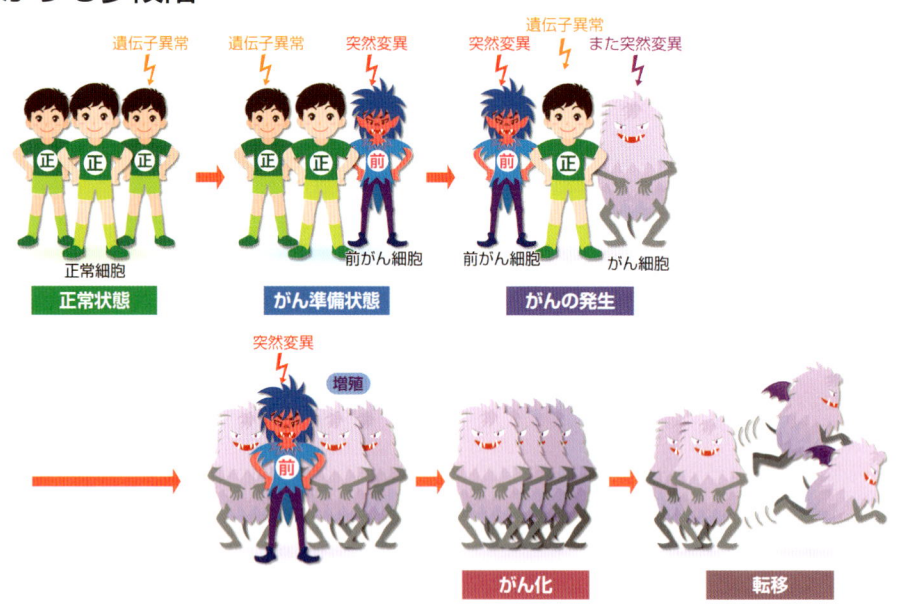

◆ がんの発生から増殖まで

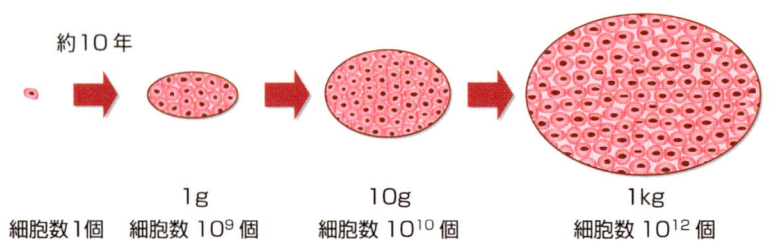

がんの発生メカニズム

私たちの身体は1個の受精卵から始まり，やがて細胞分裂によって60兆個に増えた細胞からできています。それぞれの細胞には寿命があり，絶えず新しい細胞と入れ替わります。細胞増殖時には核の分裂が必要で，細胞分裂の際は核のなかのDNAも2分割されますが，そのときに，DNAに傷がつく場合があります。DNAの傷は修復酵素によって，多くは修復されますが，なかには傷がついたまま分裂してしまう細胞もあります。DNAに傷がついた異常な細胞は，通常はアポトーシスで自然死しますが，まれに異常なまま生き残って増え続けることがあります。

がん発生の要因

がんは細胞増殖時に核のDNAに傷がつき，その細胞が無秩序に増殖する状態です。傷がつく原因（発がんの原因）は表のようなさまざまな要因が複雑に絡み合っていると考えられています。

p53の遺伝子変異

「がん抑制遺伝子」のうち，p53はヒトのがんにおいて最も高い確率（50％以上）で何らかの変異が認められると報告されているがん抑制遺伝子です。p53遺伝子は，がん抑制遺伝子のなかで最も重要な遺伝子の一つで，「ゲノムの守護神」とも呼ばれています。

細胞は常にさまざまな刺激を受けますが，p53は刺激に応じて他の遺伝子を働かせ，「守護神」といわれるように，DNAの傷の修復や，細胞の分裂（細胞周期）の調整に関与します。修復できないほど深い傷の場合には，アポトーシス（細胞の自然死）に導き，異常な細胞の排除を促します。さらに細胞の増殖の調整・制御や代謝調節にも関わっています。

表　がん発生の要因

1. 化学的因子：タール，アゾ色素（職業がん：例 膀胱がん），アスベスト
　　　　　　　 ホルモン（エストロゲン，男性ホルモン），免疫抑制薬
2. 物理的因子：機械的刺激，放射線，紫外線など
3. 生物的因子：ウイルス（DNAウイルス，RNAウイルス）
4. がん遺伝子[*1]，がん抑制遺伝子[*2]
5. その他：食物（食習慣），生活習慣（喫煙，飲酒など）など

[*1]　**がん遺伝子**：活性化機序は点突然変異・染色体転座・遺伝子増幅の3種類
- 点突然変異：遺伝子の1箇所以上に異常を生じ，それが誤った蛋白として読まれ，その蛋白が異常な細胞の増殖を惹起し，がんの発生のもとになる
- 染色体転座：細胞が分裂する際に，染色体の一部がちぎれて他の染色体に飛び，そこで新たな遺伝子を作り，それがもとになってがんが発生
- 遺伝子増幅：活性化していない遺伝子がなんらかの原因で大量に作られ，それががん発生の原因や，がんの悪性度を増加させる

[*2]　**がん抑制遺伝子**：ほとんどのがんは，がん抑制遺伝子がなんらかの原因（変異や欠落）によって機能不全が起きたり，進行に関わると考えられ，数十種類が知られている。遺伝性のがんに最も多い原因は「がん抑制遺伝子」の変異といわれる。

◆ p53 遺伝子

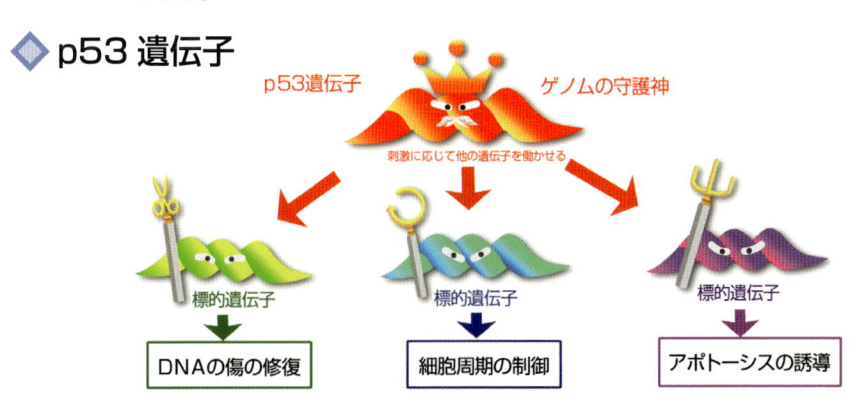

2 がん幹細胞

◆ がん幹細胞とがん細胞

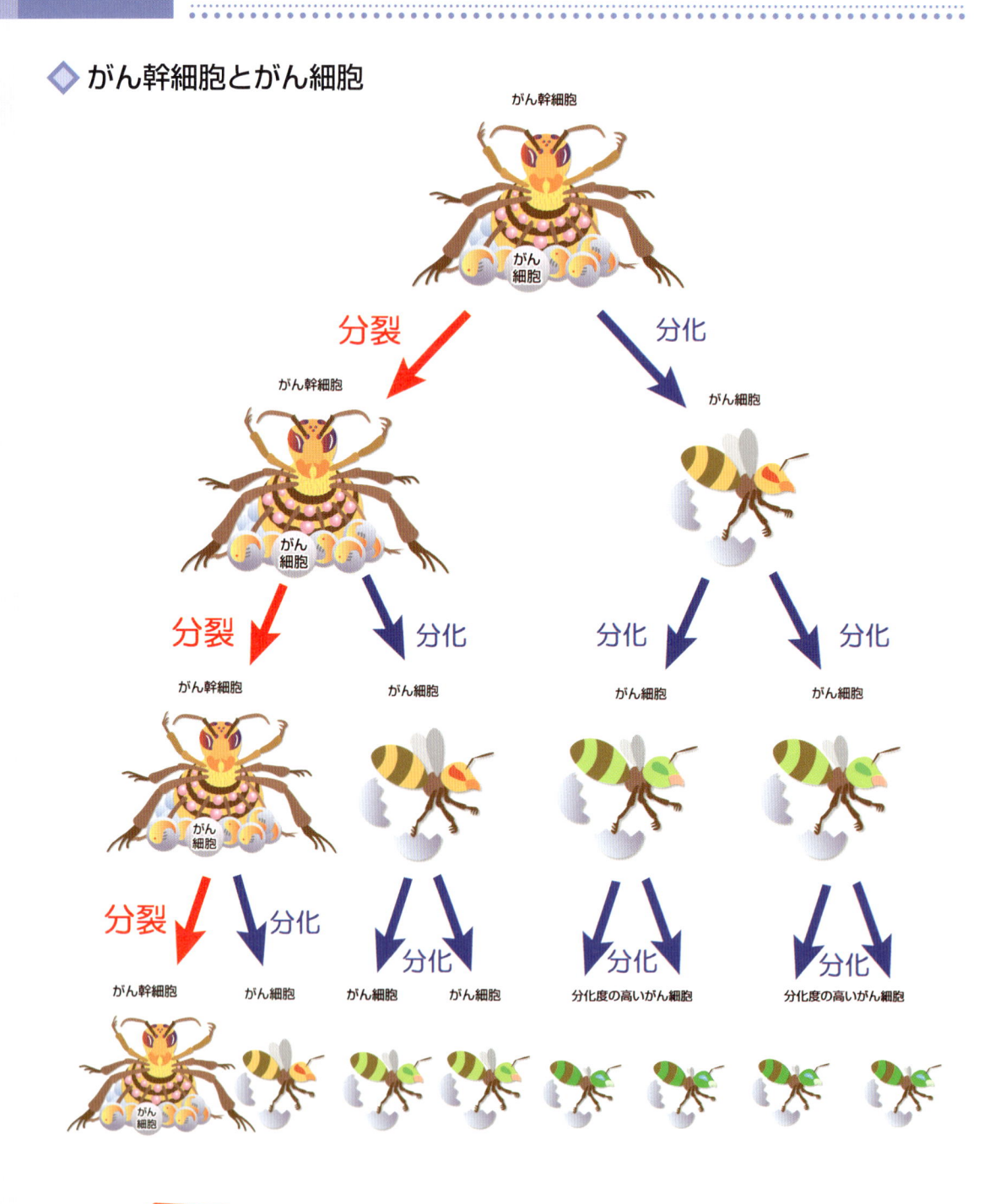

体細胞と幹細胞

体細胞の多くは特定の形と機能をもった細胞として分裂し，特化した性質を子孫細胞に伝えるか，それ以上分裂することなく特定の機能を果たした後，細胞死します。

幹細胞は通常の体細胞とは異なり，種々の細胞に分化できる多能性をもち，その個体が生きている間は多能性を維持したままで分裂することができます。幹細胞が分裂して生じる娘細胞は，親細胞と同じ幹細胞の性質を維持するか，他能性を失って分化の最終段階に向かうかのどちらかになります。

幹細胞とは

幹細胞は，複数系統の細胞に分化できる能力（多分化能）と，細胞分裂を経ても多分化能を維持できる能力（自己複製能）をあわせもつ細胞と定義されます。受精卵は成体がもつすべての細胞を作りだすことができる幹細胞で，細胞分裂を繰り返し，さまざまな機能をもつ体細胞へと分化します。

体細胞のなかにも，分化できる細胞（造血幹細胞，神経幹細胞，筋肉幹細胞，肝臓幹細胞など）があることが知られています。

分裂と分化の違い

細胞は「分裂」をくりかえすことで数を増やしていきます。一方，「分化」という言葉には"役割"や"機能"という意味合いがあります。例として，造血幹細胞は赤血球，白血球，血小板など，さまざまな機能をもつ細胞に分化します。

細胞分裂：細胞の増殖
細胞分化：特定の機能の獲得

がん幹細胞とは

がん細胞は，正常な体細胞と比較すると，①高い増殖能，②細胞の不死化（細胞分裂の回数に制限がない），③周辺組織への侵潤や離れた部位への転移——という大きな3つの特徴があります。しかし，これらの特徴は，すべてのがん細胞がもつのではなく，一部のがん細胞のみがすべての特徴をあわせもち，がんのもととなるという仮説があり，これを「がん幹細胞仮説」といいます。

がん幹細胞は1997年，急性骨髄性白血病で同定され，その後2000年代になってさまざまながんの幹細胞が発見されています。がん幹細胞を特定でき，それを除去することができれば，抗がん薬，放射線治療の有効性が増し，がんの再発，転移を抑えることが可能になると期待されています。

がん幹細胞とがん細胞の関係

近年，がん組織は均一のがん細胞の集まりではなく，不均一な細胞集団であることが明らかになりました。がん組織の細胞集団のなかで，自己複製能と多分化能を持つがん幹細胞はごく一部です。

がん幹細胞とがん細胞の関係は，女王バチ（幹細胞）と働きバチ（がん細胞）にたとえることができます（イラスト）。女王バチ（幹細胞）は複製と分化の機能によりがん組織の細胞集団はヒエラルキーを構成していると考えられ，がん組織は，がん幹細胞，分化度の低い細胞，分化度の高い細胞によって構成されます。

また，がん幹細胞は自身が生きやすい微小環境（ニッチ）を利用し，複製・分化・転移などを起こすことが可能になります。働きバチ（がん細胞）は女王バチ（幹細胞）の命令のもとでしか働くことができません。抗がん薬は働きバチ（通常のがん細胞）には効果が高いと考えられます。しかし，女王バチ（幹細胞）はハチ集団のもととなる存在で自由に動くことができ，抗がん薬もあまり効きません。また，女王バチ（幹細胞）は，働きバチ（がん細胞）に指令を与えて数を増やしたり，さまざまな場所に移動（転移）したりでききます。

3 がんの増殖―血管新生と栄養

◆ スキッパーモデル（Skipper model）

血液がん

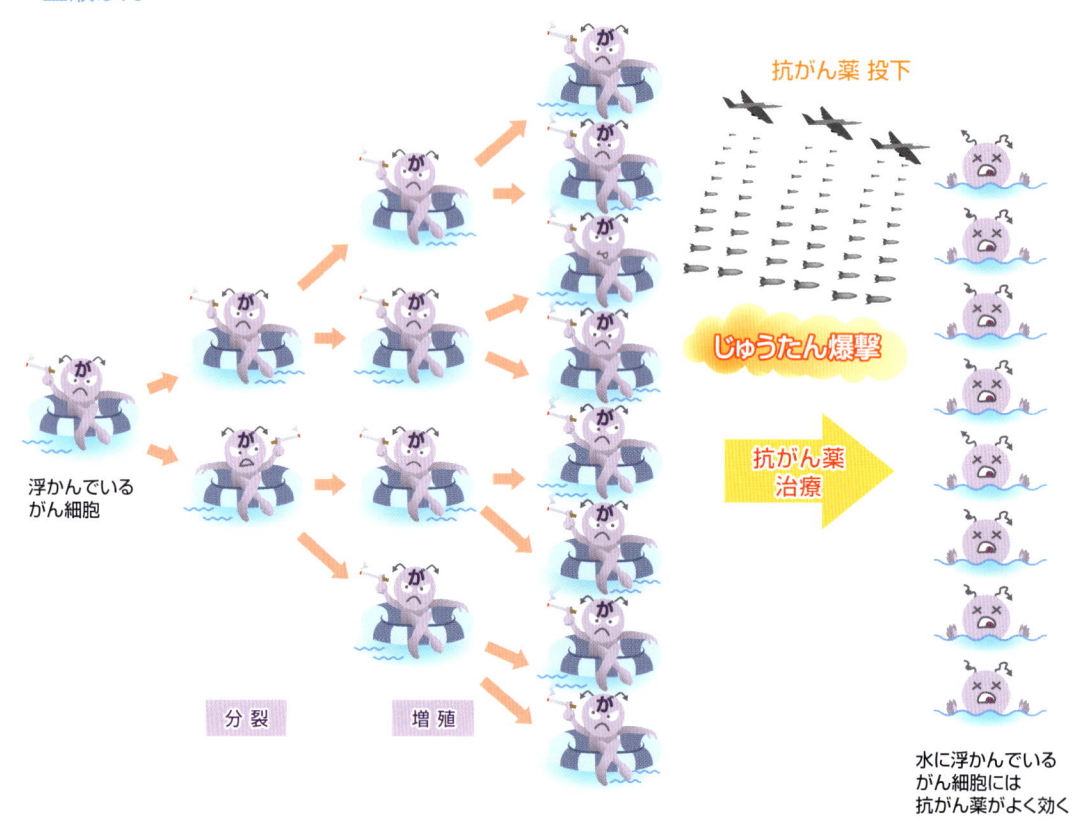

◆ ゴンペルツモデル（Gomperzian model）

固形がん

がんの増殖

　がんの増殖は，抗がん薬の効果との関係から，スキッパーモデル（skipper model）とゴンペルツモデル（gomperzian model）の2つの仮説で説明できます。

1. スキッパーモデル

　スキッパーモデルは，増殖している細胞の増殖スピード（doubling time）は一定とする考え方です。この場合，ある薬剤をある用量で用いたとき，がん細胞が死滅する割合は腫瘍量にかかわらず一定であると考えます。このスキッパーモデルは，血液がんの化学療法の理論的背景になっています。この仮説は血液がんではよく当てはまりますが，固形がんでは当てはまらない場合が多いと考えられます。事実，多くのがん細胞の増殖は直線的ではなく，ゴンペルツパターンをとります。

2. ゴンペルツモデル

　ゴンペルツモデルでは，がんの大きさが増すにつれ，増殖スピードが鈍ってきます。その理由として，栄養が豊富な腫瘍の一部分しか増殖しなくなるためと考えられています。腫瘍の増殖しない部分は休眠していますが，死滅はせず，栄養と酸素化が至適であれば，増殖スピードは速くなると考えられています。

　抗がん薬は増殖スピードの速い細胞に効果が高いことから，「がん細胞は小さいうちにやっつける」，つまり早期発見が最も重要です。この仮説は，固形がんの手術後補助療法の重要性の理論的背景になっています。

血管新生

　がんが大きくなるためには，栄養や酸素が必要です。がんが小さいうちは，既存の血管を正常細胞と共同で使い栄養や酸素を取り込みます。しかし，次第にがんが大きくなると，既存血管からの栄養と酸素供給では間にあわなくなり，自ら血管新生を促進するシグナルを出し新しい血管を作ります。新しい血管が増生することを「血管新生」といいます。また，がんの塊から分離したがん細胞，こぼれたがん細胞が，この新生血管を通り道にして，体のあちこちに分散していきます。

　がん細胞が腫瘍血管を新しく作る過程には，①〜③の3つの段階があると考えられています。これらの段階のいずれかを阻害することで，がんの増殖を抑制できるという考え方からの治療戦略が行われています。

①がん細胞は血管内皮細胞増殖因子（VEGF）という蛋白質を分泌して，近くの血管の内皮細胞の増殖を刺激する

②周囲の結合組織を分解する酵素を出して，増殖した血管内皮細胞をがん組織のほうへ導く

③血管の内腔を形成する因子を使って新しい血管を作る

◆ がんの増殖（血管新生）；VEGF の作用

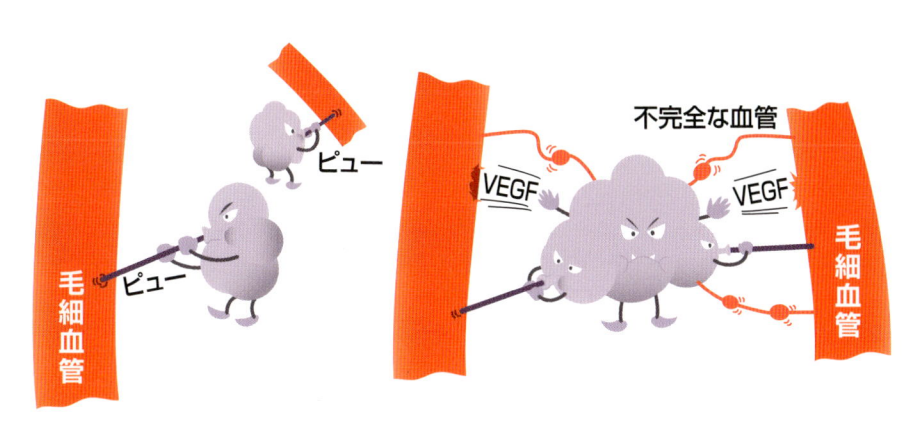

4-1 抗がん薬の種類と特徴 —殺細胞性抗がん薬

◆ がん細胞の分裂周期

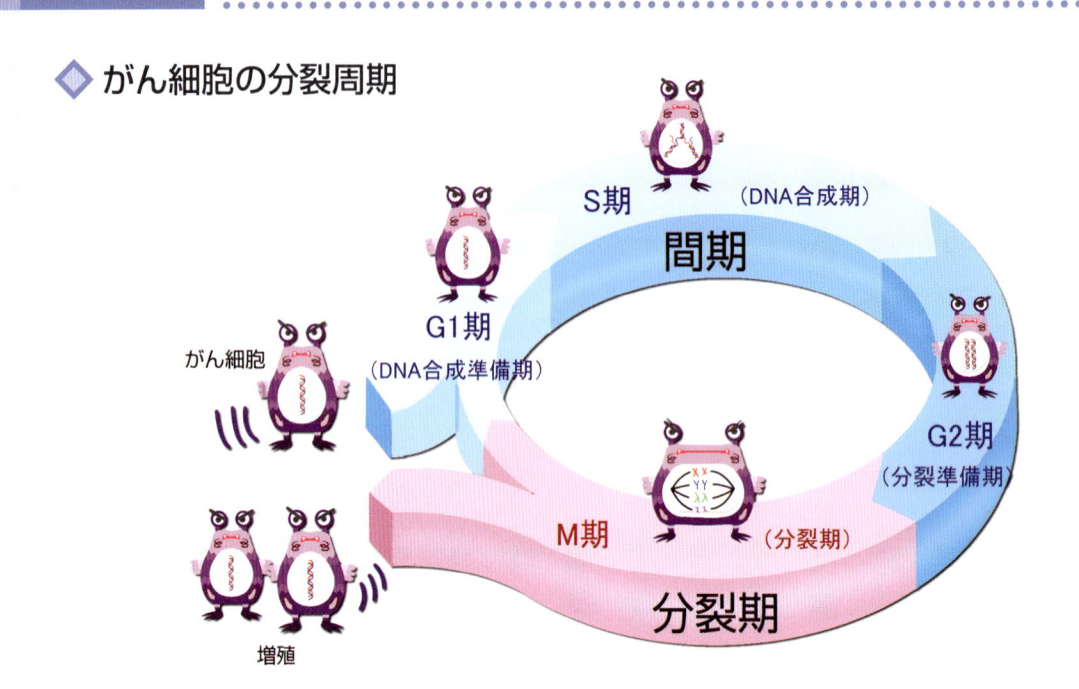

◆ 殺細胞性抗がん薬

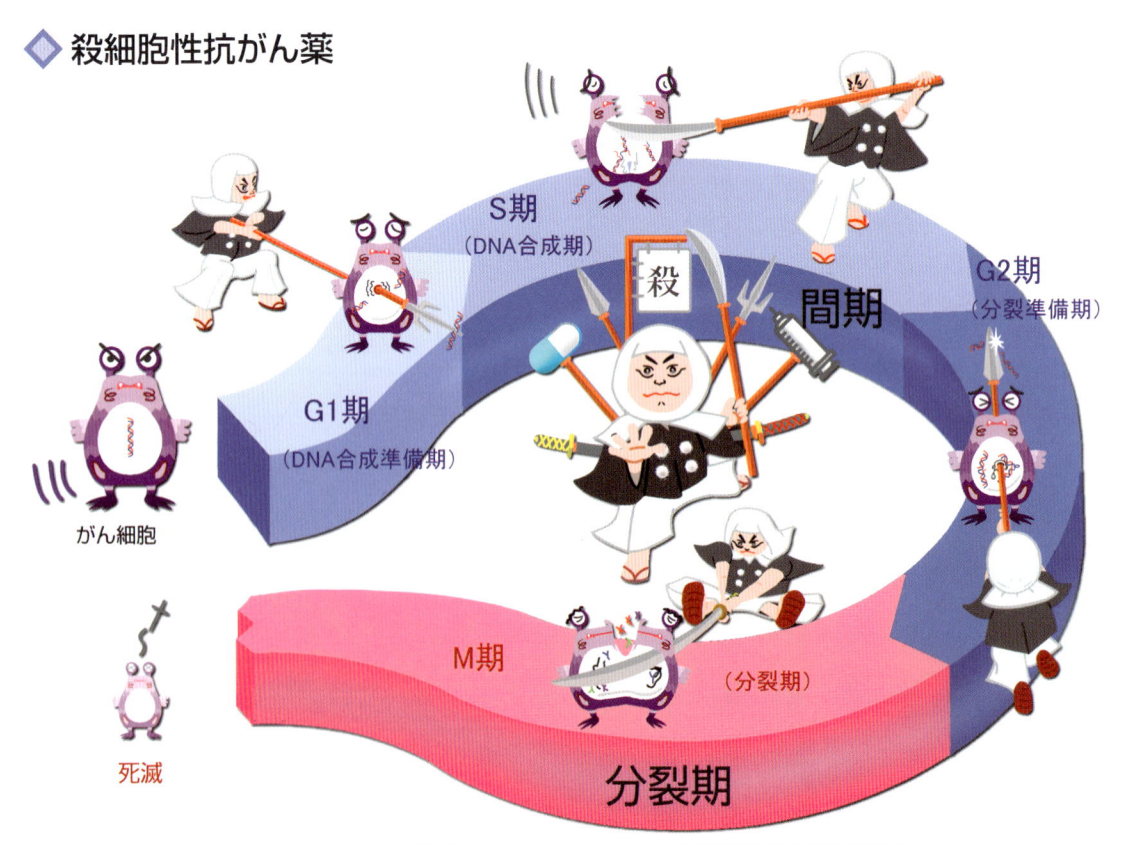

がん細胞が分裂する色々なポイントで、殺細胞性抗がん薬は攻撃する

抗がん薬の種類

　手術や放射線治療は局所的な治療法ですが，抗がん薬治療は全身療法であり，広い範囲に効果が期待できます。抗がん薬には，殺細胞性抗がん薬（細胞障害性抗がん薬），分子標的治療薬，ホルモン療法薬，免疫チェックポイント阻害薬などの種類があります。また，抗がん薬は，内服薬（飲み薬）や注射薬のほかに，膀胱，腹腔，脊髄などに局所的に使う，直接がんに届く動脈に注入する——などの方法でも使われます。

殺細胞性抗がん薬

　殺細胞性抗がん薬は最も古くから使われている抗がん薬で，吐き気がする，髪が抜けるという抗がん薬のイメージは，これらの薬によるものです。

　殺細胞性抗がん薬は，細胞が分裂して増える過程を攻撃して細胞を傷害し殺す働きがあり，がん細胞だけではなく，正常細胞にも影響を及ぼします。しかし，正常な細胞と比べると，がん細胞は活発に増殖しているために傷害を受けやすく，さらに傷害からの回復も遅いです。殺細胞性抗がん薬は，副作用を全く起こさないくらいの少ない量では効果が期待できず，効果を発揮するためには，ある程度の量が必要です。また，殺細胞性抗がん薬のほとんどの副作用は，薬の量が増えると強くなるため，効果と許容できる副作用とのバ

ランスを考える必要があります。正常な細胞のうち活発に増殖している骨髄・毛根・消化管・爪などの細胞に影響しやすいため，血球減少，脱毛，吐き気，口内炎，下痢，爪の異常など共通する副作用があります〔Chapter3 抗がん薬の副作用の考え方（30頁）参照〕。

治療について

　殺細胞性抗がん薬には，いくつかの種類があり，それぞれに効き方が違います。単独で使うこともありますが，より治療効果を上げるために，複数の殺細胞性抗がん薬を組み合わせて使うことも一般的です。分子標的治療薬，ホルモン療法薬，免疫チェックポイント阻害薬など，他の種類の抗がん薬と組み合わせて使われることもあります。抗がん薬を組み合わせて使う例を図に示します。mFOLFOX6療法は，注射用抗がん薬を組み合わせる治療です。XELOX療法のように，注射用抗がん薬と内服の抗がん薬を組み合わせる治療も広く行われています。さらに，これらの治療に分子標的治療薬を組み合わせる場合もあります。がんの種類，進行度，治療歴，患者の年齢と健康状態，起こりうる副作用と対処——などを考慮し，それぞれの患者に最も適した薬・投与量・スケジュールで治療が行われます。さらに，効果と副作用の表れ方には個人差があるため，一人ひとりに合わせた治療を行います。

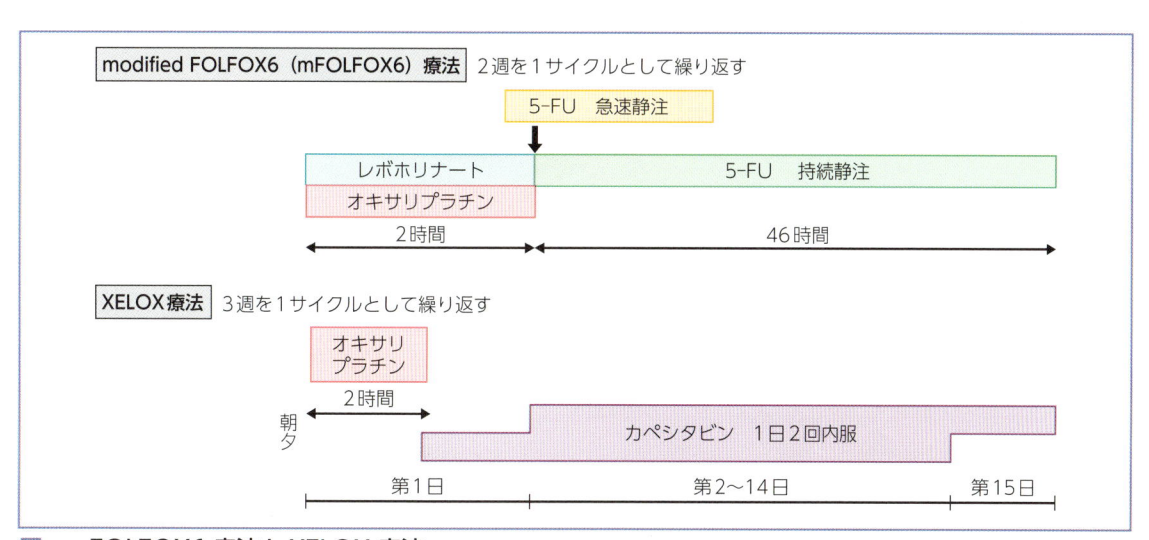

図　mFOLFOX6 療法と XELOX 療法

4-2 抗がん薬の種類と特徴
―ホルモン療法薬，分子標的治療薬

◆ ホルモン療法

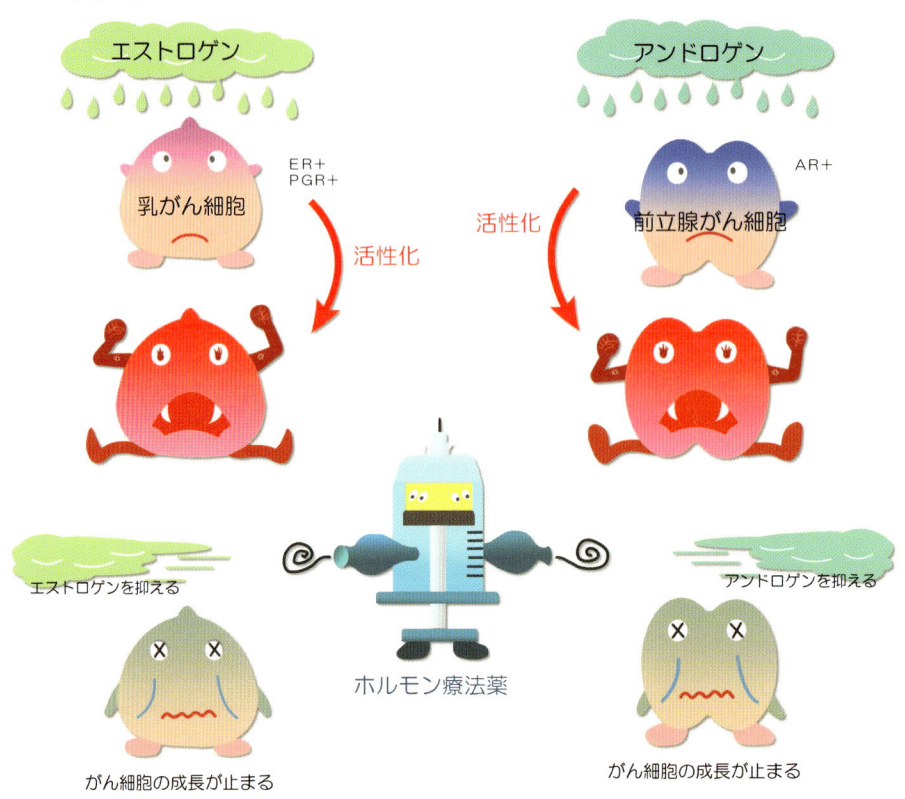

エストロゲン

乳がん細胞 ER+ PGR+

活性化

アンドロゲン

前立腺がん細胞 AR+

活性化

ホルモン療法薬

エストロゲンを抑える

がん細胞の成長が止まる

アンドロゲンを抑える

がん細胞の成長が止まる

◆ 分子標的薬

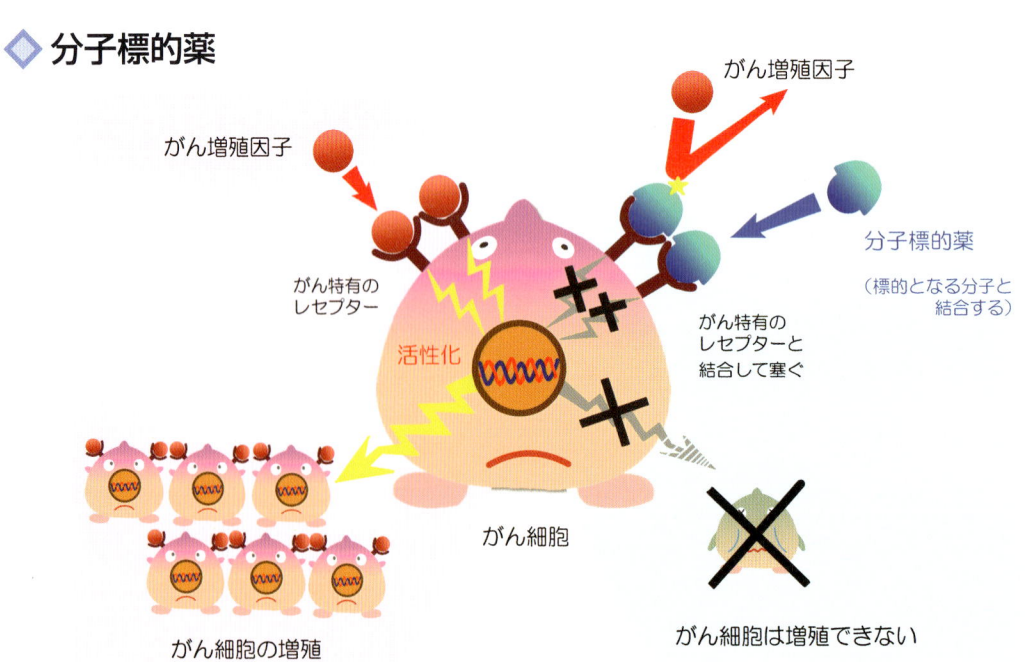

がん増殖因子

がん増殖因子

がん特有の
レセプター

活性化

がん特有の
レセプターと
結合して塞ぐ

分子標的薬

（標的となる分子と
　　　結合する）

がん細胞

がん細胞の増殖

がん細胞は増殖できない

ホルモン療法薬と分子標的治療薬

　殺細胞性抗がん薬は，がん細胞だけではなく正常な細胞も攻撃することによりさまざまな副作用が起こります。一方，ホルモン療法薬，分子標的治療薬は，がん細胞の特徴を捉えて攻撃する薬です。

ホルモン療法薬

　ホルモン感受性がある乳がん，子宮体がん，前立腺がんなどでは，ホルモンの刺激で病気が進行します。ホルモン療法薬は，これらのがんに対して，ホルモンの分泌や働きを抑えることで抗がん効果を発揮する薬です。乳がんは，女性ホルモンにより増えるタイプと，女性ホルモンに関係なく増えるタイプがあるため，乳がんの組織を調べ，ホルモン療法薬の効果が期待できるタイプの人に使われます。子宮体がんでは，妊娠を希望する若年者でごく初期かつ一部のタイプ，全身状態が悪く，他の抗がん薬が使えないなど，かなり限られた場合にホルモン療法薬が使われます。前立腺がんの多くは男性ホルモンの影響を受けて増殖するため，男性ホルモンの分泌や働きを抑えるホルモン療法薬が使われます。ホルモン療法薬は，正常な細胞を攻撃する薬ではないため，副作用の起こり方は殺細胞性抗がん薬とは異なり，一般的には，殺細胞性抗がん薬と比べると少ないですが，まれに重大な副作用が起こることもあります。また，長期に使用する場合もあるため，気になる症状があれば医療スタッフに相談することが大切です。

分子標的治療薬

　分子標的治療薬は，がんの形成，病気の進行や転移に関わる特定の分子（標的）を定めて，それをねらい打ちして，がん細胞の増殖を妨げたり破壊するように開発された薬です。医学研究の進歩により，標的とすべき遺伝子や蛋白質が明らかにされてきたなかで生まれた薬です。がんの組織を調べて治療薬の効果が期待できるかどうかを事前に予測して，期待できる人に使用します〔Chapter2 がんの個別化医療と遺伝子検査（26頁）参照〕。分子標的治療薬には，内服薬と注射薬があり，単独で使われる場合や，殺細胞性抗がん薬など他の抗がん薬と併用する場合があります。分子標的治療薬は，遺伝子や分子のレベルでがん細胞の特徴をとらえて攻撃するため，使われ始めた頃には，殺細胞性抗がん薬に比べて副作用が少ないことが期待されていましたが，現在ではそれぞれの薬に特徴的な副作用があることが知られています。また，セツキシマブの効果が皮膚障害の強さに関連するように，一部の分子標的治療薬では，特定の副作用と治療の効果が関連することが報告されています。

患者さんへのアドバイス　　**ホルモン療法薬による骨粗鬆症に注意しましょう**

　乳がんや前立腺がんの治療に使われるホルモン療法薬は，性ホルモンを抑えることで，がん細胞の増殖を抑える薬です。一方，ヒトの体では，性ホルモンは骨を保護する役割を果たしており，ホルモン療法薬により性ホルモンが減少すると，骨粗鬆症が発症する可能性があります。定期的な骨密度のチェックとあわせて，骨を強くするために，カルシウム，ビタミンD，ビタミンKを含む食品の摂取，定期的な運動を生活に取り入れて，健康的な体重の維持，転倒防止を心がけましょう。また，背中や腰が痛む，背中が丸くなる，若いころと比べて身長が縮むなどがあれば，必ず医師に伝えましょう。

抗がん薬の種類と特徴─ホルモン療法薬，分子標的治療薬

◆ 免疫チェックポイント阻害薬

①がんに対する免疫反応の仕組み

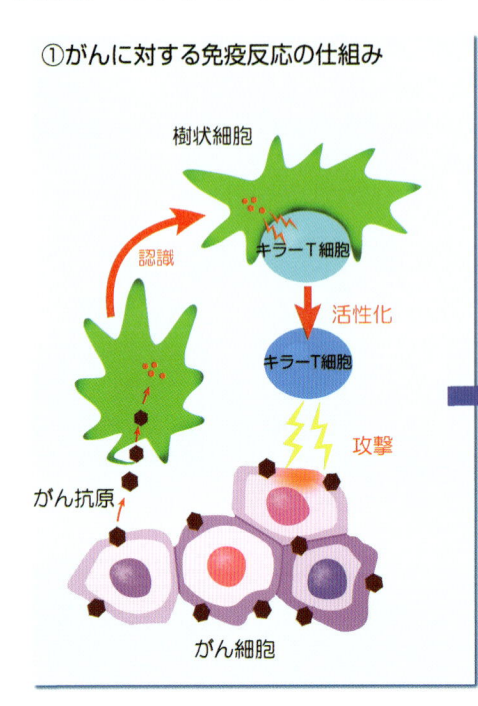

②がんに対する免疫寛容の仕組み

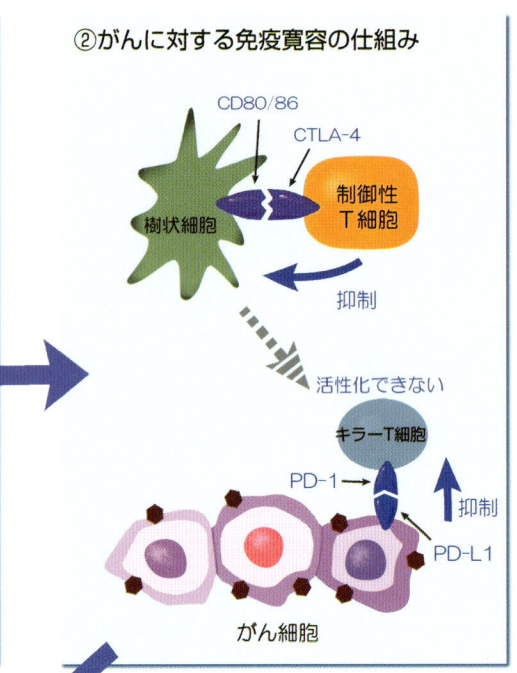

③抗体の結合による免疫抑制の解除

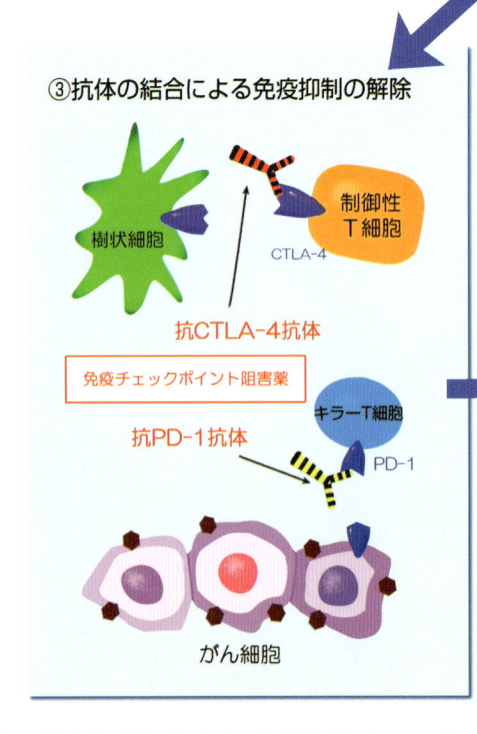

④がんを攻撃する免疫細胞の復活

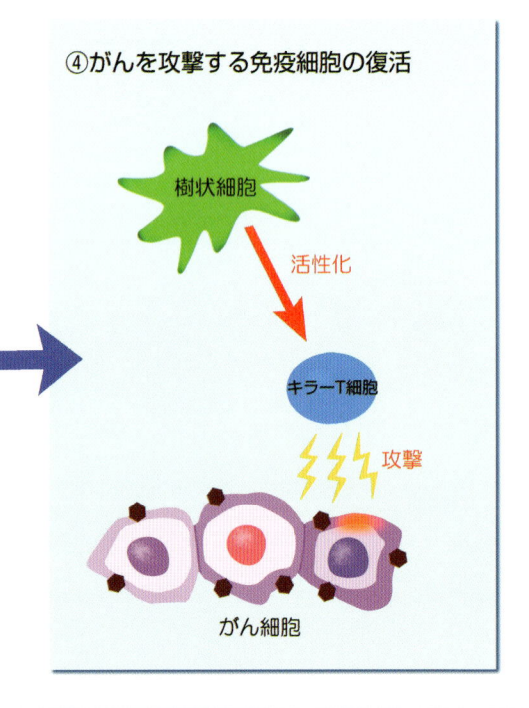

免疫とは

　ヒトの体には，自分自身ではないもの（異物）の侵入を阻止したり，体内の異物を排除して体を守ったりする働きがあります。この働きを「免疫」と呼びます。異物には，細菌やウイルスなど外から侵入するものや，がん細胞など体の中にできるものがあります。免疫は体を守るために重要な働きをしていますが，過剰な免疫反応は，異物だけではなく正常な細胞も破壊する可能性があります。そのため，免疫には，異物を排除するために強まったり（アクセルがかかる），強まりすぎると抑制したり（ブレーキがかかる）という仕組みがあります。

免疫チェックポイント阻害薬

　健康な人の体でも，日々がん細胞ができていますが，免疫細胞が，がん細胞を見分けて攻撃し排除しています。しかし，免疫細胞による監視を免れて生き残ったがん細胞が，免疫の働きにブレーキをかけて，免疫細胞の持つ「がん細胞を攻撃する」という働きを阻止していることがわかってきました。免疫チェックポイント阻害薬は，がん細胞による免疫のブレーキを解除して，免疫細胞の働きを再び活発にすることで，がん細胞を攻撃できるようにする薬です。他の抗がん薬が，直接的にがん細胞を攻撃するのに対して，免疫チェックポイント阻害薬は，患者の免疫機構に作用して抗がん効果を発揮します。免疫チェックポイント阻害薬の効果が表れるタイミングには個人差があり，一部の患者では治療が終わってからも効果が続くことがわかってきました。

副作用について

　免疫チェックポイント阻害薬の副作用は，過剰になった免疫反応が，がん細胞だけではなく正常細胞も攻撃してしまうことにより起こります。いままでの抗がん薬とは全く違う効き方をすることから，副作用がいつ起こるのか予測がつかないため注意が必要です。初回治療後すぐに副作用が起こることもありますが，治療が終わってから数週間から数カ月経って起こることもあります。また，その種類も多岐にわたり副作用症状の強さも個人差が大きいため，患者や家族が副作用とその対処法についてよく理解して，必要な時には速やかに医療機関に受診できることも大切です〔Chapter3 免疫チェックポイント阻害薬による副作用（70頁）参照〕。また，すべての患者に効果があるわけではないため，がん細胞や免疫細胞の遺伝子や蛋白質を調べて，どのような患者に効果が期待できるかを調査する研究が進んでいます〔Chapter2 がんと遺伝子の関係（24頁）参照〕。

表　免疫チェックポイント阻害薬一覧

分　類	薬剤名（商品名）	保険適応
PD-1阻害薬	ニボルマブ（オプジーボ）	悪性黒色腫，非小細胞肺がん，腎細胞がん，ホジキンリンパ腫，頭頸部がん，胃がん，悪性胸膜中皮腫
	ペムブロリズマブ（キイトルーダ）	悪性黒色腫，非小細胞肺がん，ホジキンリンパ腫，尿路上皮がん，MSI-Highを有する固形がん
CTLA-4阻害薬	イピリムマブ（ヤーボイ）	悪性黒色腫，腎細胞がん
PD-L1阻害薬	デュルバルマブ（イミフィンジ）	非小細胞肺がん
	アテゾリズマブ（デセントリク）	非小細胞肺がん
	アベルマブ（バベンチオ）	メルケル細胞がん

（2019年5月現在）

5 バイオ医薬品

◆ 従来の抗がん薬

分子量が小さいためジェネリック医薬品が作りやすい

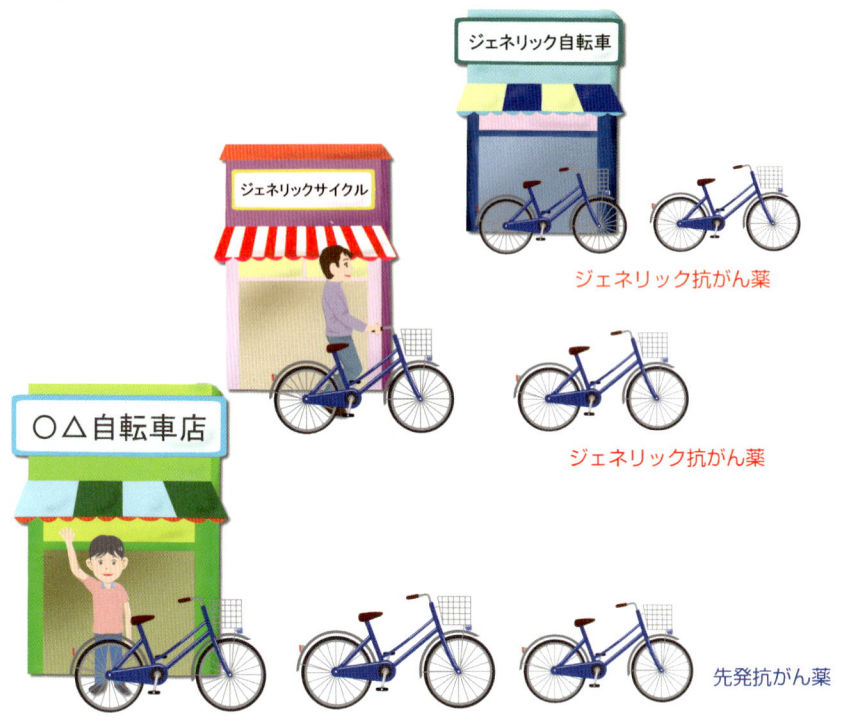

ジェネリック自転車

ジェネリックサイクル

〇△自転車店

ジェネリック抗がん薬

ジェネリック抗がん薬

先発抗がん薬

◆ 分子標的薬（バイオ医薬品）

分子量が大きいため同等品が作られる（バイオシミラー）

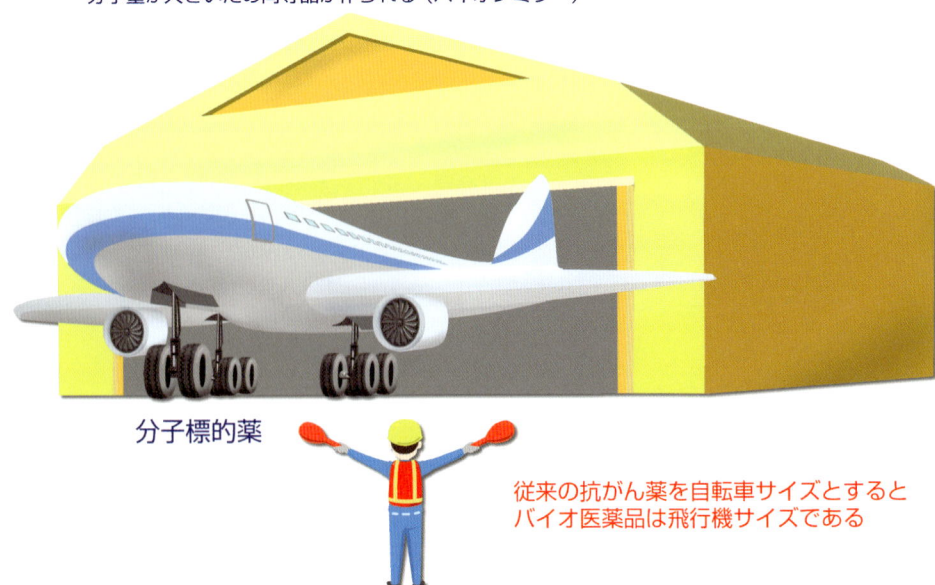

分子標的薬

従来の抗がん薬を自転車サイズとすると
バイオ医薬品は飛行機サイズである

バイオ医薬品とは

バイオ医薬品とは「バイオテクノロジー応用医薬品」と定義され，有効成分が蛋白質由来（成長ホルモン，インスリン，抗体など），生物由来の物質（細胞，ウイルス，バクテリアなど）により産生される医薬品のことです。世界初のバイオ医薬品は1980年代に開発された糖尿病治療薬のヒトインスリンです。その後第一世代としてヒト成長ホルモン（ソマトロピン），インターフェロン，エリスロポエチン，顆粒球コロニー刺激因子（G-CSF）が製品化されました。これに抗リウマチ薬やモノクローナル抗体が第二世代として続いています（表1）。現在では，がん領域などの世界の大型医薬品の売り上げの半数以上をバイオ医薬品が占め，今後もこの傾向は加速することが確実視されています。

バイオ医薬品の特徴

バイオ医薬品は細胞や微生物を利用した遺伝子組み換え技術・細胞培養技術を活用するため製造工程も複雑であり，工程上のさまざまな因子の影響を受けます。バイオ医薬品は微生物や細胞が持つ蛋白質（ホルモン，酵素，抗体など）を利用して作られるため分子量が大きく，一般的に注射製剤として用いられ，安定性も低分子医薬品*に劣ります。

＊低分子医薬品：段階的な化学合成の工程で生産される医薬品。これらは分子が小さく，製造工程が比較的単純で，錠剤・カプセル剤などの内服薬が多い。

バイオシミラー

バイオシミラーは「バイオ医薬品の後続品」を指します。特許期間，再審査期間が満了した医薬品（先行バイオ医薬品）と同等／同質の品質，有効性，安全性が確認され，先行バイオ医薬品と「類似の」ものであるとして承認された医薬品です。海外では，生物を意味する「バイオ」に，「類似の」を意味する「シミラー」をつけて，「バイオシミラー」と呼ばれます。わが国でも，薬事規制上では「バイオ後続品」と規定されますが，「バイオシミラー」という用語で広く使用されています。

従来の後発医薬品とバイオシミラーでは，その製剤の特徴から，必要な臨床試験が異なります（表2）。また，バイオシミラーの一般名と販売名は，厚生労働省でルールが定められています。バイオシミラーの一般名は，先行バイオ医薬品の一般名の末尾に，「後続1（後続2，後続3…）」と記載します。販売名は，先行バイオ医薬品の一般名のあとに，バイオシミラーであることを示す「BS」と，剤形，含量，会社名を付記するのが原則です。

表1　バイオ医薬品

第一世代
- 糖尿病治療（インスリン製剤など）
- 成長ホルモン（ソマトロピン）
- インターフェロン
- 貧血治療（エリスロポエチン製剤など）
- G-CSF製剤

第二世代
- 抗リウマチ薬
- がん治療（抗がん薬のモノクローナル抗体など）

表2　バイオ後続品と従来の後発医薬品の比較

	後発医薬品（バイオ後続品以外）	バイオシミラー（バイオ後続品）
定義	先発医薬品と同一の有効成分を同一量含み，同一経路から投与する製剤で，効能・効果，用法・用量が原則的に同一であり，先発医薬品と同等の臨床効果・作用が得られる医薬品	新有効成分含有医薬品として承認されたバイオテクノロジー応用医薬品（先行バイオ医薬品）と同等／同質の品質，安全性および有効性を有する医薬品
分子構造	小さく単純	大きく複雑
有効性・安全性	先発医薬品と同等	先行品とほぼ同等
開発に必要な試験	生物学的同等性試験，品質特性解析	臨床試験，臨床薬理試験（PK/PD試験），非臨床試験，品質特性解析
開発費	低額　数千万円～	高額　数十億円～

6 がんの治療法

◆ 局所療法（手術・放射線療法）

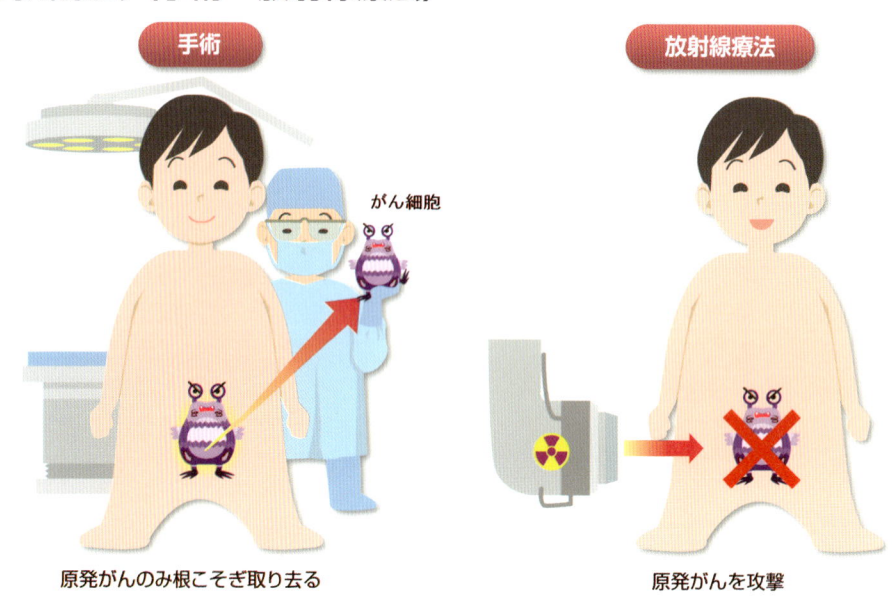

手術

原発がんのみ根こそぎ取り去る

がん細胞

放射線療法

原発がんを攻撃

◆ 全身療法（薬物療法）

全身療法＝薬物療法

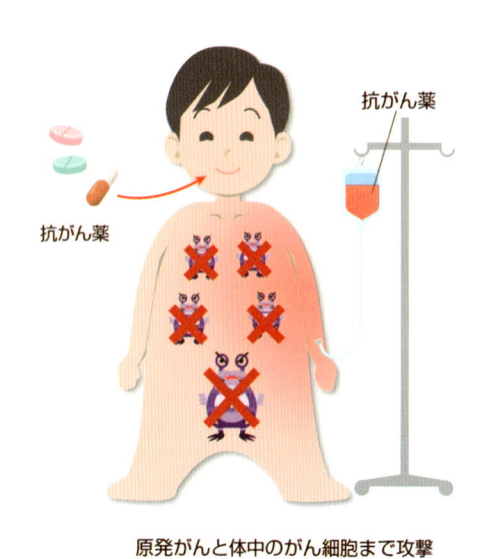

抗がん薬

抗がん薬

原発がんと体中のがん細胞まで攻撃

薬物療法の種類

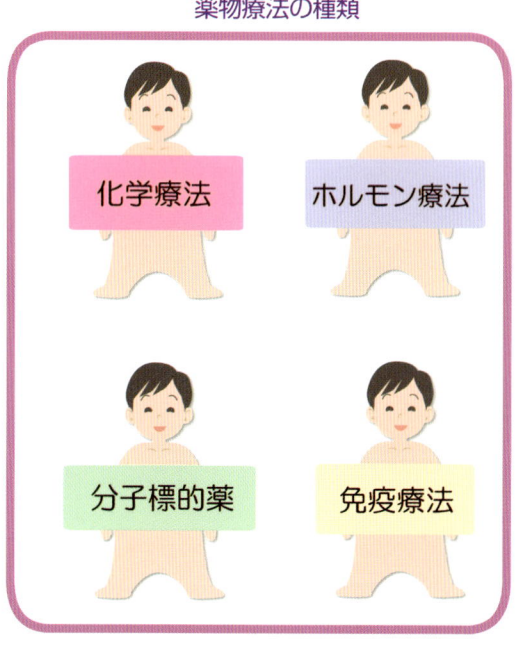

化学療法

ホルモン療法

分子標的薬

免疫療法

部照射を組み合わせて行うこともあります。

がんの三大治療

がんの三大治療は「手術（外科治療）」，「放射線治療」，「薬物療法（抗がん薬治療）」です。このうち手術と放射線治療は，がん（腫瘍）部位とその周辺に対して行う「局所療法」に該当します。これに対して病変の部分だけではなく，薬物療法のように全身に対して行われる治療を「全身療法」といいます。

がんの治療は，がんの種類と進行度，年齢や性別，社会環境や患者本人の希望などから総合的に判断して方針を決定します。1種類だけの治療を行う場合もありますが，いろいろな種類の治療法を組み合わせて，総合的に治療を進める方法もあり，それを「集学的治療」といいます。

局所療法

1. 手術療法（外科治療）

がんの腫瘤を切除し，周りの組織やリンパに転移がある場合は一緒に除去することもあります。手術不能の進行がん以外は手術療法が積極的に行われます。手術療法のメリットは，完全に切除できれば体内からがんを消すことができ，最も治癒の可能性が高いことです。例えば乳がんステージⅠの5年生存率は95%以上で，高い治癒率が期待できます。一方で手術療法のデメリットは，メスを入れるため身体の負担や，術後の痛みがあることなどです。現在ではデメリットを軽減するために，小さな傷ですむ内視鏡（胸腔鏡や腹腔鏡）を用いての鏡視下手術が行われ，患者の体への負担を軽くする手術法が普及しています。

2. 放射線療法

放射線療法は手術と同様に局所療法に分類され，主に限局性がんの治療に適応されます。放射線はがん細胞を死滅させたり，がん細胞に損傷を与えます。米国ではがん患者の50%以上が放射線療法を受けており，日本でも適応が広がっています。

放射線療法は単独で行われることも，手術療法や化学療法と併用することもあります。また，体の外から放射線をあてる「外部照射」と，体の内側から，がんやその周辺に放射線をあてる「内部照射」があり，外部照射と内

全身療法

1. 薬物療法

①化学療法（殺細胞性抗がん薬）

化学療法とは，主に経口または注射の殺細胞性抗がん薬による治療を指します。ほとんどの場合，複数の抗がん薬が使用されます。化学療法は，局所療法と異なり，血流を通って組織に移行するため全身に拡がっているがんを治療することができます。がんの種類や病期に応じてさまざまな抗がん薬の組み合わせがあります（8頁参照）。

②ホルモン療法（内分泌療法）

ホルモン療法はがんの増殖に関わるホルモンが，がん細胞に作用するのを抑制することで，がんの増殖を阻害する治療法です。例えば，乳がんではエストロゲンががん細胞の増殖に影響を及ぼすことがあるため，エストロゲンの働きや生成を阻害し，がん細胞の増殖を抑えます（10頁参照）。

③分子標的治療薬

分子標的治療薬はがん細胞の増殖に関わる特定の蛋白質や遺伝子変化を標的とする薬です。がん細胞に作用するだけでなく，がんに栄養を送る血管の新生を阻害する働きをするものもあります。

代表的な標的としては上皮成長因子受容体（EGFR），受容体型チロシンキナーゼ（HER2），慢性骨髄性白血病の発症に関連するBCR-ABL遺伝子などがあり，さまざまな分子を標的とする薬剤の開発が進んでいます（10頁参照）。

④免疫療法（免疫チェックポイント阻害薬）

世界的に，がんの治療法として免疫療法が注目されています。「手術療法」「放射線療法」「薬物療法」の三大治療法に加え，「免疫療法」は第四の治療法と呼ばれることもあり，今後のがん治療を大きく変える可能性があります。

免疫療法は，免疫が本来持つ機能を回復させ，がんを抑えようとする治療です。がん細胞が免疫にかけているブレーキを外す作用をもつ「免疫チェックポイント阻害薬」の有効性が注目されています（12頁参照）。

7 がん治療と診療ガイドライン

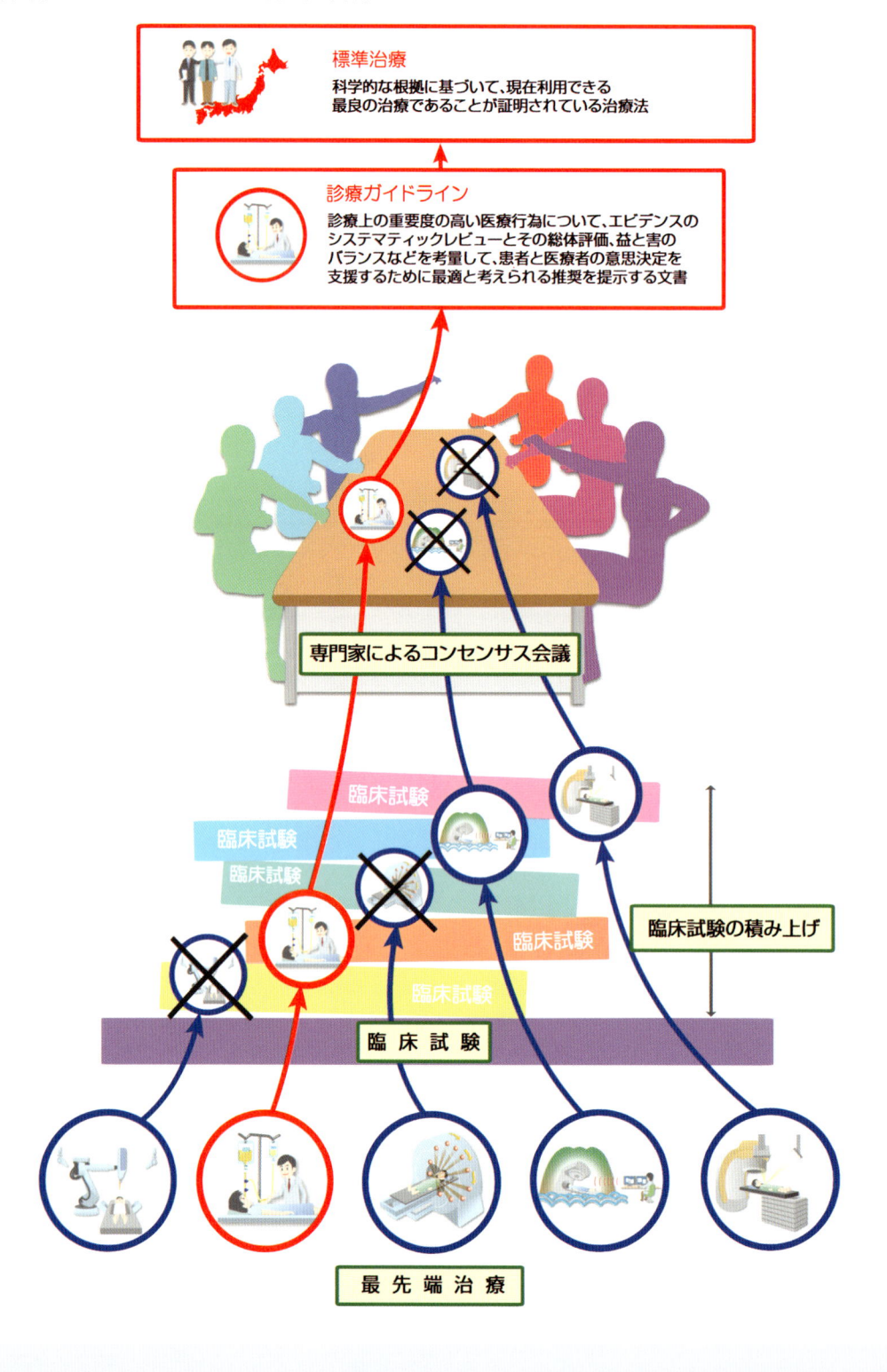

標準治療
科学的な根拠に基づいて、現在利用できる
最良の治療であることが証明されている治療法

診療ガイドライン
診療上の重要度の高い医療行為について、エビデンスの
システマティックレビューとその総体評価、益と害の
バランスなどを考量して、患者と医療者の意思決定を
支援するために最適と考えられる推奨を提示する文書

専門家によるコンセンサス会議

臨床試験

臨床試験の積み上げ

最 先 端 治 療

標準治療とは

　がんの治療には手術・放射線療法などの「局所療法」と，さまざまな抗がん薬を用いる「全身療法」がありますが，具体的にはこれらのさまざまな治療法のなかから，最も適切なものを組み合わせて決めることになります。こうした治療法は，多くが科学的根拠（エビデンス）に基づいて，現在利用できる最良の治療であることが証明されているものです。これを「標準治療」といいます。標準治療は，特定の種類の疾患に対する適切な治療法として医療の専門家によって受け入れられており，医療従事者によって広く使用されています。また，いわゆる「最先端の治療」とは多くの場合，異なります。「最先端の治療」は，効果，安全性を検討する臨床試験などが行われ，それまでの標準治療よりも優れているというエビデンスが証明された時点で，専門医らによって「標準治療」と位置づけられることになります。

標準治療と診療ガイドラインの関係

　がん領域は複雑で，急速に進歩する分野です。それぞれのがん領域では多くの臨床試験が全世界で行われ，その臨床試験の成果が学会や論文で報告されます。これらの最新情報をもとに専門家が集まって討議し，その時点で最善であるとコンセンサス（合意）の得られた治療法が標準治療となります。そして，それらの合意事項をまとめたものが診療ガイドラインです。

診療ガイドラインの定義

　前述のように，診療ガイドラインは臨床試験などによって蓄積されたエビデンス（科学的根拠）などに基づいて，その時点で最善と思われる治療法を提示する文書のことです。米国医学研究所（Institute of Medicine；IOM）は，世界で最も早期に診療ガイドラインを作成しましたが，診療ガイドラインを次のように定義しています。

「診療ガイドラインは，エビデンスのシステマティックレビューと，複数の治療選択肢の利益と害の評価に基づいて患者ケアを最適化するための推奨を含む文書である」

　わが国のEBM（根拠に基づく医療）普及推進事業Minds（マインズ）は，厚生労働省の委託を受け，公益財団法人日本医療機能評価機構が運営しています。Mindsでは，診療ガイドラインを次のように定義しています。

「診療上の重要度の高い医療行為について，エビデンスのシステマティックレビューとその総体評価，益と害のバランスなどを考量して，患者と医療者の意思決定を支援するために最適と考えられる推奨を提示する文書」

　診療ガイドラインは，医師と患者が最も適切な標準治療を選択する際の重要な判断材料となります。また，がん治療にあたり，診断，検査，治療法などについて詳細で簡潔な方向性を提供する一助となりうるものです。

がん治療と診療ガイドライン

8 科学的根拠に基づくがん予防

◆ 定期的ながん検診

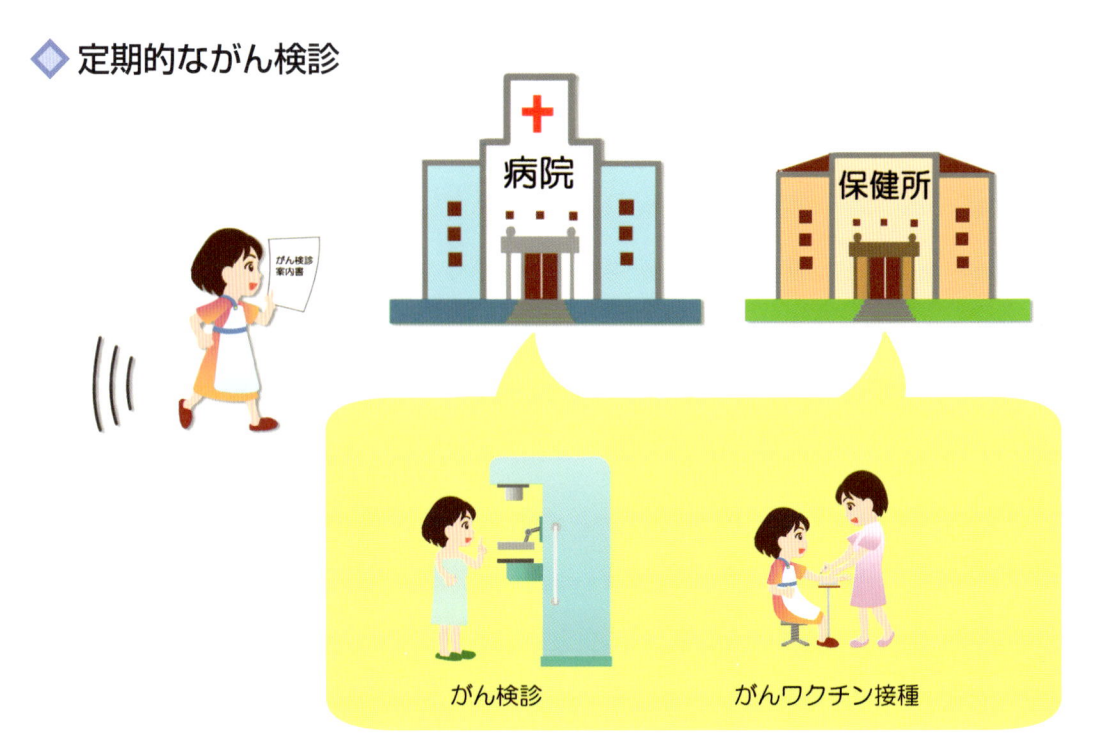

がん検診　　　がんワクチン接種

定期的ながん検診が予防には重要

◆ 喫煙の影響

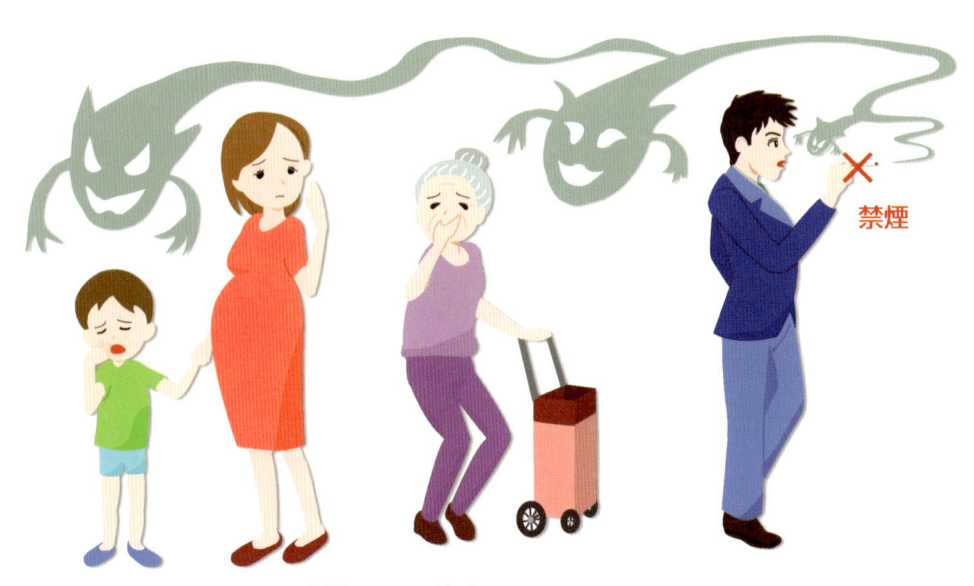

禁煙

副流煙にも要注意

1

がんの原因と予防

　がんの原因には，ウイルスや細菌などの持続感染，職業や環境汚染，遺伝素因などさまざまな要因がありますが，これまでの研究から，たばこや飲酒，食事をはじめ，運動不足，職業，遺伝，ウイルス・細菌などががんの原因として大きく関わることが明らかになっています[1)]。生活習慣の改善によって，がんの発生率や死亡率が下がると考えられています。

　実現可能な事柄から予防のアクションを始めることが大切です。

日本人のためのがん予防方法

　日本のがん研究振興財団による「がんを防ぐための新12か条」を表に示します。特に喫煙は，さまざまながんの原因のなかで，予防可能な最大の原因です。肺がんおよび頭頸部（喉頭や咽頭，口腔内など）がん，食道がん，膀胱がん，腎がん，膵がん，子宮頸がんなど，さまざまながんで喫煙との因果関係が認められています。

　また，いったんがんが診断された後も，喫煙を継続すると2次発がんの可能性が増大する一方で，患者が禁煙することによって医学的利点が生じたり生存期間が延長したという報告があります。

文献
1) Harvard Center for Cancer Prevention：Cancer Causes Control, 7（Suppl 1）：S3-S59, 1996
2) 国立がん研究センター研究所・編：「がん」はなぜできるのか─そのメカニズムからゲノム医療まで. 講談社，2018
3) 公益財団法人　がん研究振興財団：がんを防ぐための新12か条2017年版（https://www.fpcr.or.jp/pdf/p21/12kajyou_2017.pdf）

表　がんを防ぐための新12か条　2017年版

第1条 第2条	たばこは吸わない 他人のたばこの煙を避ける ➡たばこを吸っている人は禁煙する。周囲の人への配慮をする
第3条	お酒はほどほどに ➡飲む場合はアルコール量に換算して約23g/日程度まで（日本酒1合，ビール大瓶1本，焼酎・泡盛2/3合，ウイスキー・ブランデーダブル1杯，ワインボトル1/3程度）。飲まない人，飲めない人は無理に飲まない
第4条 第5条 第6条	バランスのとれた食生活を 塩辛い食品は控えめに 野菜や果物が不足にならないように ➡食塩は男性8g/日，女性7g/日未満，特に高塩分食品（塩辛，練りうになど）は1回/週以内 ➡熱い状態の飲食物を摂らない ➡保存・加工肉は週に500gを超えない
第7条	適度に運動 ➡毎日60分の歩行またはそれと同等以上の強度の身体活動。1週間に60分程度の活発な運動（息がはずみ汗をかく程度の運動）
第8条	適切な体重維持 ➡中高年期男性はBMI（体重（kg）/身長（m）^{2}）を21〜27，中高年期女性では21〜25の範囲内になるように体重を管理する
第9条	ウイルスや細菌の感染予防と治療 ➡肝炎ウイルス，ヒトパピローマウイルス，ピロリ菌感染の有無を知り，感染している場合はその治療の措置をとる ➡地域の保健所や医療機関で，一度は肝炎ウイルスの検査を受ける。機会があればピロリ菌感染検査を受ける
第10条	定期的ながん検診を ➡1年または2年に1回定期的ながん検診を受ける 　胃：問診・胃レントゲン，胃内視鏡 　子宮頸部：問診・視診・子宮頸部の細胞診・内診 　乳房：問診・マンモグラフィ 　肺：問診・胸部レントゲン・喫煙経験者は喀痰細胞診 　大腸：問診・便潜血
第11条	身体の異常に気がついたら，すぐに受診を ➡痩せる，顔色が悪い，貧血がある，下血やおりもの，咳が続く，食欲がないなど身体の異常に気がついたらすぐに受診する
第12条	正しいがん情報でがんを知ることから ➡科学的根拠に基づくがん情報を収集して，それぞれに合ったがんの予防方法を身につける

〔公益財団法人　がん研究振興財団：がんを防ぐための新12か条2017年版（https://www.fpcr.or.jp/pdf/p21/12kajyou_2017.pdf）〕

科学的根拠に基づくがん予防

9 遺伝子・ゲノム・遺伝子変異とは

◆ DNA・遺伝子・ゲノム

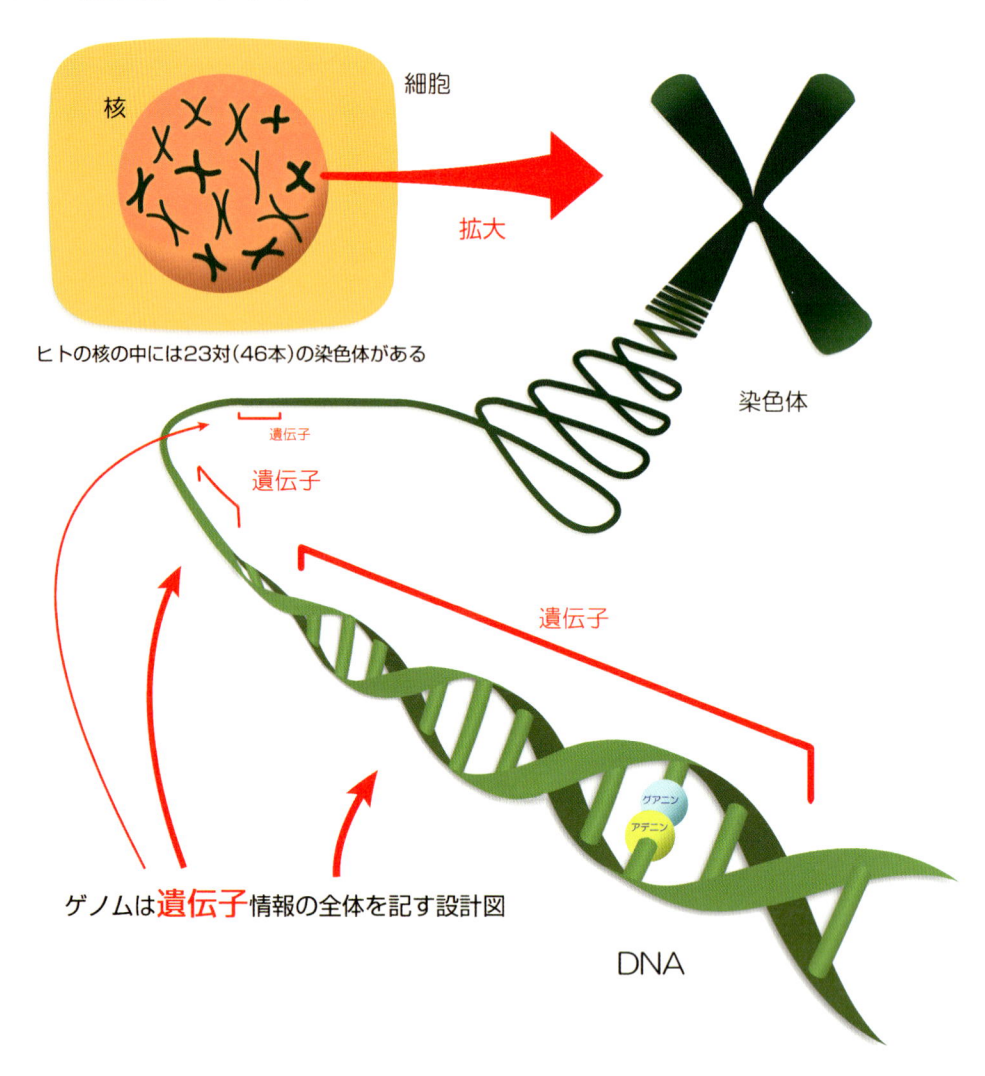

核

細胞

拡大

ヒトの核の中には23対（46本）の染色体がある

遺伝子

遺伝子

染色体

遺伝子

グアニン
アデニン

ゲノムは**遺伝子**情報の全体を記す設計図

DNA

◆ エビジェネティック変異と双子

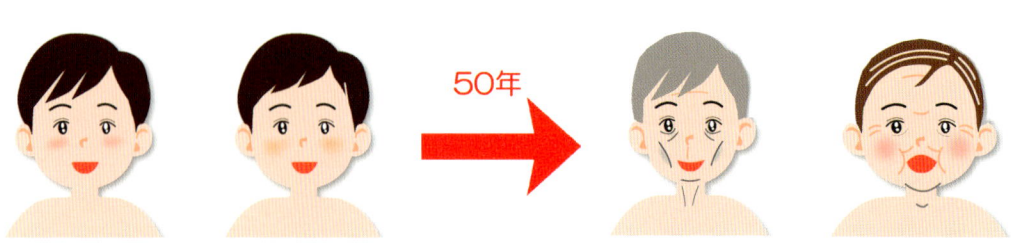

50年

全く同じ遺伝子を持つ一卵性双生児

歳をとるにつれ違いが出てくる

2

遺伝とは

遺伝とは，親の持つ生物学的な特徴が子に伝わることを指します。遺伝情報を伝えるものが遺伝子であり，遺伝子の担体であるDNAに異常が生じることを遺伝子変異といいます。

DNA・遺伝子とは

DNAは，デオキシリボ核酸（deoxyribonucleic acid）という化学物質の名前を表す言葉です。DNAは遺伝情報のもととなる物質であり，リン酸と糖がつながって基本構造をなし，そこに4種類の核酸塩基が並んでいます。DNAは二重らせん構造をしており，ヒトの細胞の核の中の染色体には，2メートルもの長さのDNAが細かくコンパクトに畳み込まれています。遺伝子は，DNAの一部であり，生物の設計図になる遺伝情報が記録されている部分です。

ゲノムとは

ゲノム（genome）とは，遺伝子（gene）と全体（-ome）から造られた言葉で，ある生物が持つ遺伝子情報の全体をいいます。地球上のすべての生物は，それぞれのゲノムを持っており，人のもつ遺伝情報が「ヒトゲノム」です。体を作るための設計図のようなものであり，一人ひとり違っています。ゲノムにより，顔立ち，体形，薬の効きやすさ，病気のなりやすさ――などが人によって違って

くると考えられており，このような性質は，生殖細胞（精子・卵子）を介して親から子へ伝わります。

遺伝子変異とは

遺伝子変異には親から受け継がれた先天的なものと，生まれた後に起こる後天的なものがあります。

人の体は約37兆個の細胞からできており，細胞の一つひとつには核があり，核の中には23対46本の染色体があります。生殖細胞ができるときの細胞分裂では，染色体の数が半分になりますが，受精したときに精子と卵子の両方の染色体が合わさってもとの46本になります。このようにして，子は両親の遺伝子を半分ずつ受け継いでいます。先天的な遺伝子変異は，細胞が分裂するたびに引き継がれ，親から子へと世代を渡って受け継がれていきます。

一方，後天的な遺伝子変異はヒトが生きていくなかで，細胞分裂時のミス，放射線や化学物質などの影響などで，引き起こされます。後天的な遺伝子変異は日々起こっていますが，通常は，その変異が次の細胞に受け継がれる前に修復されます。しかし，修復能力が落ちていると変異が蓄積されて，正常な細胞からがん細胞へと少しずつ進みます（多段階発がん）。後天的な遺伝子変異は，最初に変異が起こった細胞から増殖した細胞の中にのみ，その性質が受け継がれることになり，次世代には伝わりません。

コラム　エピジェネティック変異

エピジェネティクスとは，遺伝学（genetics）にepi-（後の）という接頭語がついてできた言葉です。以前は，遺伝子の傷は突然変異が原因と考えられていましたが，その後，遺伝子配列の変化がなくても，細胞が分裂しても新しい細胞に伝達される異常が後天的に獲得されることがわかってきました。これが，エピジェネティックな変異であり，例えばまったく同じ遺伝子を持つ一卵性双生児でも年を取るにつれ違いが出てくるといった理由です。最近では，がん細胞には，遺伝子の突然変異に加えて，エピジェネティックな変異が蓄積されていることが明らかにされています。

10 がんと遺伝子の関係

◆ がんと遺伝子

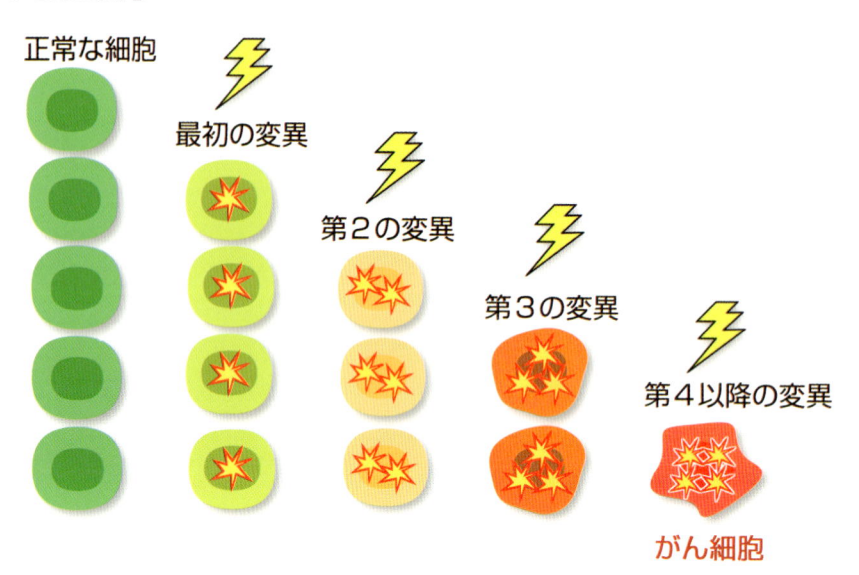

正常な細胞 / 最初の変異 / 第2の変異 / 第3の変異 / 第4以降の変異 / がん細胞

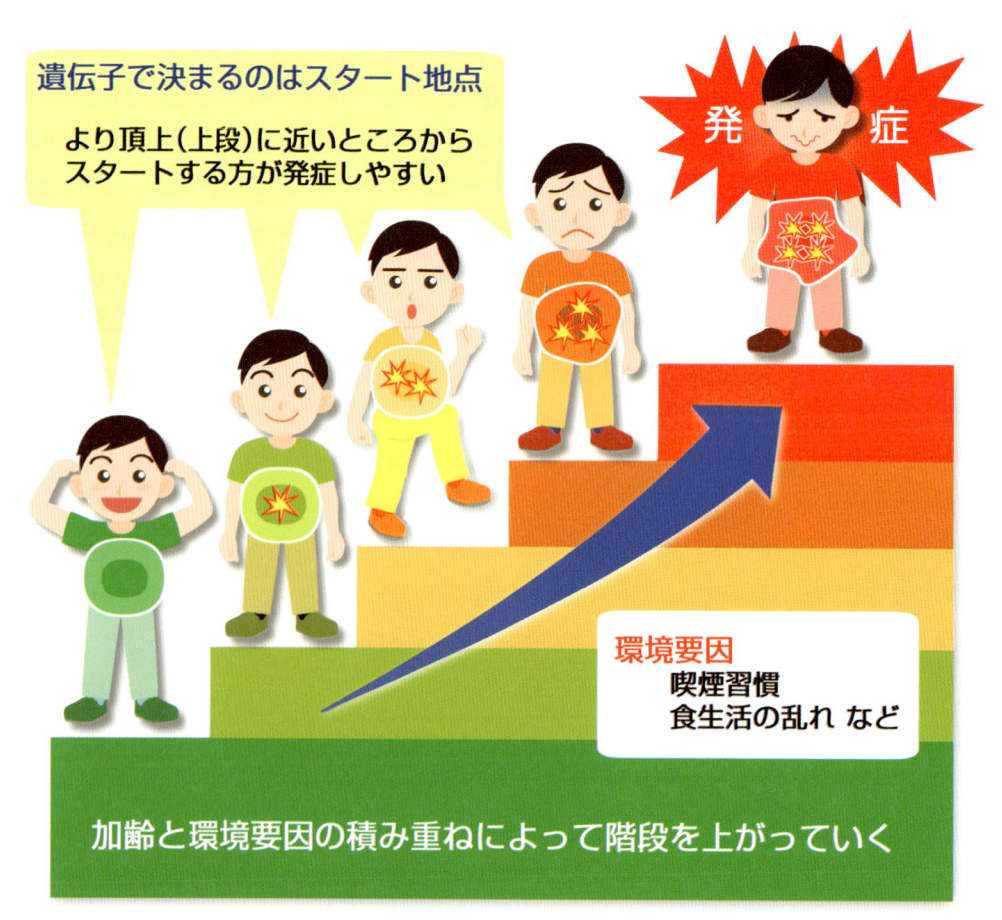

遺伝子で決まるのはスタート地点

より頂上（上段）に近いところから
スタートする方が発症しやすい

発　症

環境要因
喫煙習慣
食生活の乱れ など

加齢と環境要因の積み重ねによって階段を上がっていく

がんと遺伝子

　がん細胞は，正常な細胞の遺伝子に傷がつき変異し，それが何度も積み重なることで発生し，無秩序に増殖する細胞です。例えば，けがをすると皮膚の細胞が増殖して傷口を塞ぎますが，体が細胞の増殖をコントロールしているので傷が塞がると細胞増殖が止まります。ところが，がん細胞は，遺伝子が変異して正常に機能しなくなったことにより，体からの命令を無視して勝手に増殖し続けます。喫煙や食事などの生活習慣，化学物質，環境，加齢などが原因となってヒトの体の細胞の遺伝子に傷がつき，それが蓄積されてがん細胞ができます。また，変異が起こると細胞増殖のアクセルを踏みっぱなしにしてしまう遺伝子（がん遺伝子）があり，際限ない細胞増殖を引き起こすことが知られています。逆に，細胞増殖を抑制したり，遺伝子の変異を修復したり，異常な細胞を細胞死に導くブレーキ役の遺伝子（がん抑制遺伝子）も発見されており，これが変異してブレーキが効かなくなると，がん細胞が増殖します。がん細胞に起きた後天的な遺伝子変異は，個人ごとに異なるものであり，次の世代に伝わるものではありません〔遺伝子・ゲノム・遺伝子変異とは（22頁）参照〕。しかし，ごく一部のがんでは，親から子に伝わる遺伝子変異が原因となる，遺伝性腫瘍（家族性腫瘍，表）と呼ばれるものもありますが，遺伝子変異があっても必ずしもがんになるとはかぎりません。実際にがんを発症するのは一部の人です。

表　主な家族性腫瘍

症候群名	原因遺伝子	主な腫瘍・症状
家族性大腸ポリポーシス	APC	大腸がん，十二指腸乳頭がん，デスモイド腫瘍
リンチ症候群 遺伝性非ポリポーシス大腸がん	MLH1, MSH2 MLH6, PMS2	大腸がん，子宮体がん，卵巣がん など
遺伝性乳がん・卵巣がん	BRCA1, BRCA2	乳がん，卵巣がん，膵臓がん など
多発性内分泌腫瘍症1型（MEN1）	MEN1	副甲状腺腫瘍，膵頭細胞腫，脳下垂体腫瘍
多発性内分泌腫瘍症1型（MEN2）	RET	甲状腺髄様がん，副腎褐色細胞腫
網膜芽細胞腫	RB1	網膜芽細胞腫，骨肉腫
リ・フラウメニ症候群	TP53	骨肉腫，乳がん，脳腫瘍，副腎皮質がん など
フォン・ヒッペル・リンドウ病	VHL	網膜や中枢神経の血管芽腫，腎がん
カウデン症候群	PTEN	乳がん，甲状腺腫，多発性毛鞘腫
ポイツ・ジェガース症候群	STK11	小腸過誤腫，乳がん，大腸がん，口唇色素沈着

コラム　双子のがん発症

　がんの発生に関わる家族性・遺伝性の影響を調べるために，北欧の20万組以上の双子が長期にわたり（中央値32年間）追跡調査されました。その結果，双子ではがん発症に関わる家族性のリスクがあり，前立腺がん，皮膚がん，乳がん，卵巣がんなどいくつかのがんではそのリスクが大きいことが示されました。しかし同時に，まったく同じ遺伝子を持つ一卵性双生児でも，一方ががんと診断された場合にもう一方ががんになるリスクは，全体のがん発症リスクと比べて14%ほど上昇するのみであることが示されています（Mucci LA, et al：JAMA, 315：68-76, 2016）。

11 がんの個別化医療と遺伝子検査

◆ がんゲノム医療中核拠点病院の連携

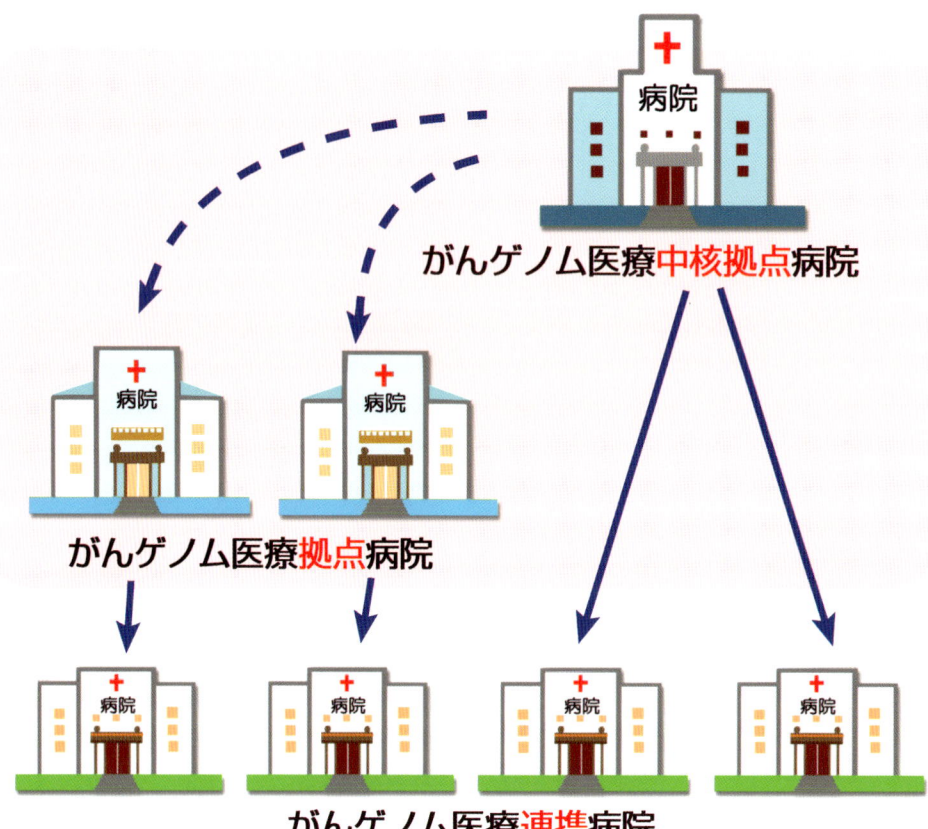

がんゲノム医療**中核拠点**病院

がんゲノム医療**拠点**病院

がんゲノム医療**連携**病院

◆ 遺伝子パネル検査の診療イメージ

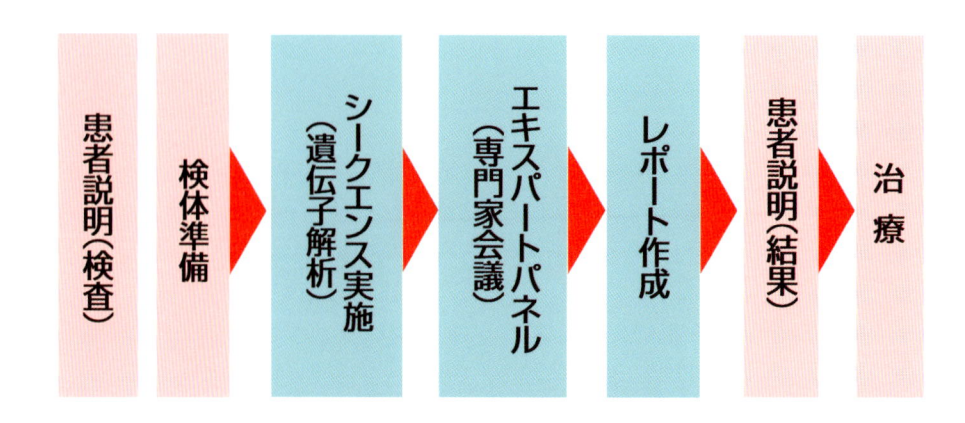

患者説明（検査） → 検体準備 → シークエンス実施（遺伝子解析） → エキスパートパネル（専門家会議） → レポート作成 → 患者説明（結果） → 治療

がんの個別化医療とは

　いままでのがん治療では，胃がん，乳がんというように，がんの種類別に治療が行われていました。しかし同じ種類のがんであっても，患者一人ひとりで遺伝子変異の種類や程度が違っており，がん細胞を遺伝子や蛋白質のレベルまで検査し，個人に合わせた治療を行うことで，治療の効果を大きくしたり副作用を少なくしたりするなど，最適な治療ができるようになってきました。このような医療を，「個別化医療」といいます。

がんの遺伝子検査とは

　がんの遺伝子検査には，健康保険などの公的な医療保険が適用されるものもあり，これらはすでに全国の病院で行われています。肺がん，大腸がん，乳がんなど，いくつかのがんでは，医師が必要と判断したときには，患者のがん細胞の遺伝子や分子を調べて，診断したり，検査の結果に基づいて治療が行われています。がんの遺伝子検査や，その結果に基づいた診断・治療は，未来の医療ではなく，すでに一般に広く行われている標準治療です。

　遺伝子検査の結果は，以下のような場合に利用されています。

①がんの診断

　遺伝子検査の結果が，病気の診断や治療効果の判定に使用される場合があります。

②抗がん薬の効果の予測

　がん組織の遺伝子変異を調べて，特定の薬が効きそうかどうかの判断を行うことがあります。

③副作用が出やすいかの予測

　薬を使う前に遺伝子検査を行って，副作用が出やすい人かどうかを予測することがあります。

がん遺伝子パネル検査とは

　いままでの保険診療で行われていた遺伝子検査は特定の遺伝子のみを調べるものであったのに対して，がん遺伝子パネル検査では，「次世代シークエンサー」という高速で大量の遺伝子を一度に調べることができる装置を用いて，1回の検査で数十から数百の遺伝子を調べます。2019年6月から，がん遺伝子パネル検査に公的な医療保険が適用されることとなりました。検査の検体の品質によって解析が不成功の場合や，検査を行って遺伝子変異が見つかったとしても治療の選択に結びつかない可能性もあり，患者のがんに合う薬の使用に結びつくのは，全体の10％程度といわれています[1]。また，がん遺伝子パネル検査では，親から子へ伝わるタイプの先天的な遺伝子変異（生殖細胞系列変異）が見つかる可能性もあります。

文献
1）国立がん研究センター：がん情報サービス（https://ganjoho.jp/public/index.html）
2）厚生労働省：がんゲノム医療中核拠点病院等の指定要件に関するワーキンググループ（https://www.mhlw.go.jp/stf/newpage_04474.html）

コラム　　がん遺伝カウンセリング

　がん遺伝子検査では，生殖細胞系列の遺伝子変異が見つかる可能性があります。生殖細胞系列の遺伝子変異は，生涯変化しない個人情報であるとともに，家族（血縁者）の情報でもあり，不適切に取り扱われた場合には，患者本人と血縁者に社会的不利益がもたらされる可能性があります。患者が遺伝子変異について，医学的影響，心理学的影響，家族への影響を理解し，それに適応することを助けるために，専門的な遺伝カウンセリングが必要と考えられる場合があります。遺伝カウンセリングを行う専門家である「認定遺伝カウンセラー」は，全国で240名余（2018年12月現在）であり，まだまだ不足しています。

12 がんゲノム医療

◆ 遺伝子診断

一見、違った臓器のがんでも

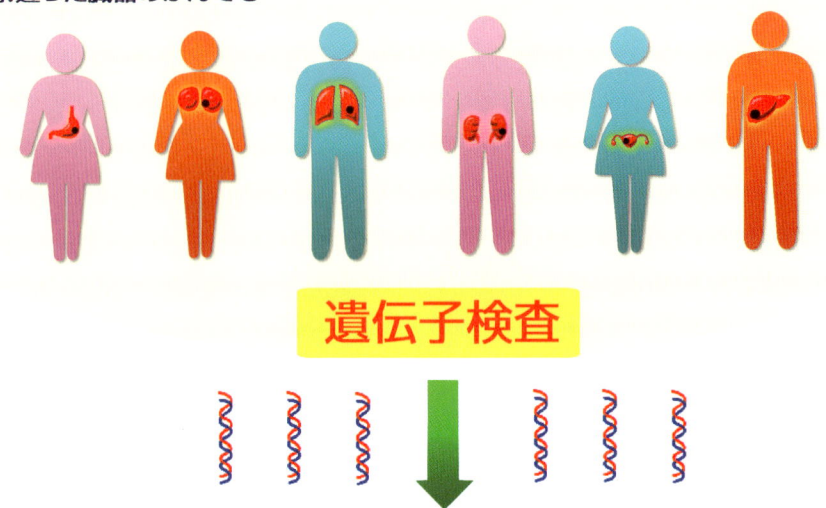

遺伝子検査

同じ遺伝子異常が見つかれば同じ薬剤が使える

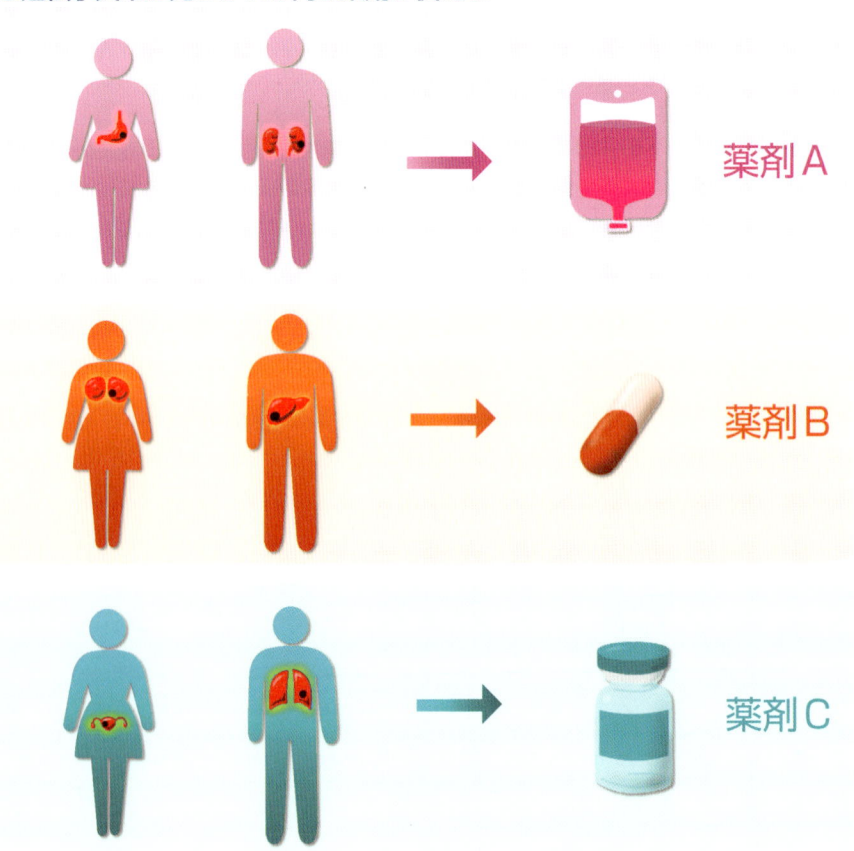

薬剤A

薬剤B

薬剤C

がんゲノム医療とは

　がんは，細胞の遺伝子が変異して正常に機能しなくなったことにより発生します。がん細胞の遺伝子変異の種類や程度は，同じ臓器のがんであっても，患者一人ひとりで違っています。がんゲノム医療とは，患者のがん細胞を遺伝子のレベルまで調べて，一人ひとりに合わせた個別の治療などを行う医療です。すでに肺がんなど一部のがんの治療では，がんの組織の遺伝子を調べる「がん遺伝子検査」を行い，遺伝子にあった薬で治療することが標準治療として行われています〔がんの個別化医療と遺伝子検査（26頁）参照〕。

　従来のがん治療では，それぞれのがん種（臓器）別に異なる薬を使ってきました。がんゲノム医療による治療では，遺伝子異常ごとに効果がある薬が検証されるようになり，臓器が別でも，同じ遺伝子異常があれば同じ薬を使用します。2018年12月には，免疫チェックポイント阻害薬ペムブロリズマブ（キイトルーダ）に，特定のがん種を定めない「高頻度マイクロサテライト不安定性（MSI-High）を有する固形がん」の適応症が承認され，バイオマーカーに基づいてがん種横断的に効能・効果をもつ初めてのがん治療薬となりました。

がんゲノム医療の提供体制は

　2018年3月に閣議決定された第3期がん対策推進基本計画では，がん医療の充実の1つ目に「がんゲノム医療の充実」が掲げられています。これを実現するため，厚生労働省は2018年2月に，遺伝子解析を行うことができる，専門の人材を育成するなど，がんゲノム医療を提供する基準を満たした病院として，全国11カ所の「がんゲノム医療中核拠点病院」を指定しました。また，全国どこにいてもがんゲノム医療を受けられる体制を作るために，「がんゲノム医療中核拠点病院」と連携して，がんゲノム医療を推進する「がんゲノム医療連携病院」は，全国に156カ所が指定されています（2019年4月現在）。

がんゲノム医療コーディネーターとは

　がんゲノム医療に関する相談支援に対応できる人材として，がんゲノム医療コーディネーターの育成が2017年度から開始されています。がんゲノム医療コーディネーターは，遺伝子パネル検査前には，パネル検査に関すること，本来の目的とは別に二次的所見（がんになりやすい遺伝子を持っているかどうか）が発見される可能性があることなどを説明する役割を担います。また検査後には，二次的所見を認めた患者を遺伝カウンセラーに紹介する，治療標的が見つかった患者を対象に治療の調整をするなどの業務を行います。

文献
1) 厚生労働省ホームページ（https://www.mhlw.go.jp/stf/seisakunitsuite/bunya/0000183313.html）
2) がんのゲノム医療従事者研修事業ホームページ（http://www.jsmocgt.jp/）

コラム　高頻度マイクロサテライト不安定性（MSI-High）固形がんとは

　DNA上の数塩基の配列の繰り返しがある領域はマイクロサテライトと呼ばれ，DNA複製時にエラーが生じやすいことが知られています。正常であればDNAのミスマッチ修復（mismatch repair；MMR）機能によりエラー部分が除去されますが，MMR機能に欠損があると修復できず，マイクロサテライトの反復回数に違いができてマイクロサテライト不安定性（microsatellite instability；MSI）という状態が生じます。MMR欠損では，DNAのエラーが修復されずに蓄積され，がん化する場合がありますが，このようながん細胞では，マイクロサテライトが通常と異なる反復回数を示しているため，「MSI-High固形がん」と呼ばれ，子宮内膜がん，胃がん，小腸がん，結腸・直腸がん，子宮頸がん，神経内分泌腫瘍など，多岐にわたるがん種で報告されています。ペムブロリズマブはMSI-Highの固形がん患者に対する有効性が確認されており，がん種を問わない"臓器横断的な"治療薬として注目されています。

13 抗がん薬の副作用の考え方

◆ 一般的な "薬" と "抗がん薬" の効果と副作用の比較

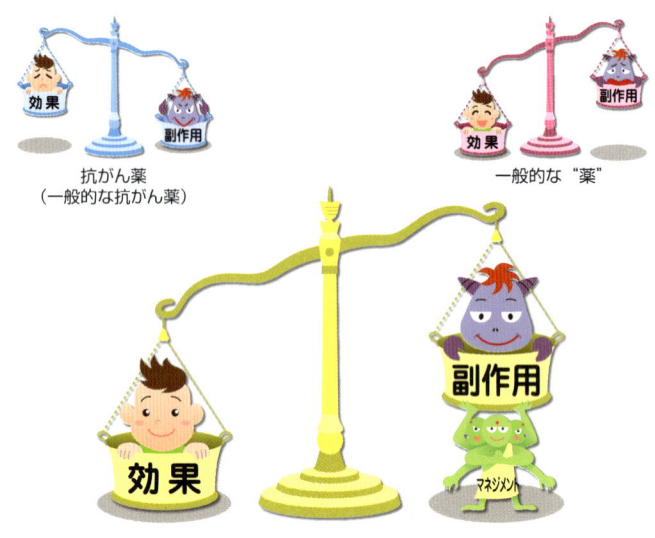

抗がん薬
（一般的な抗がん薬）

一般的な "薬"

抗がん薬
（マネジメントによって副作用軽減）

◆ 抗がん薬の副作用と起こる時期

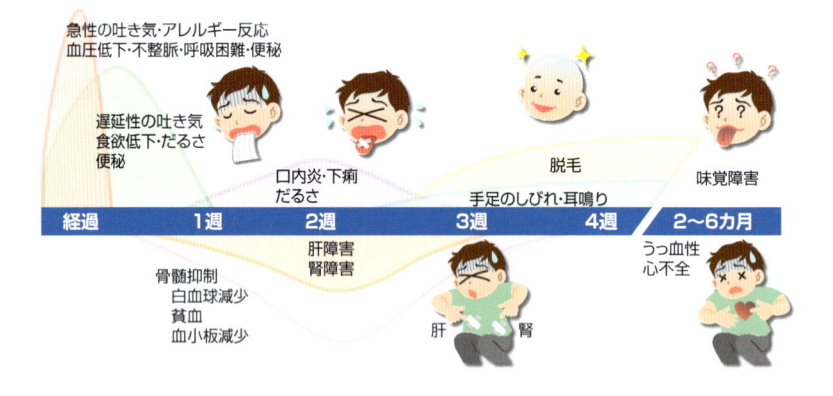

急性の吐き気・アレルギー反応
血圧低下・不整脈・呼吸困難・便秘

遅延性の吐き気
食欲低下・だるさ
便秘

口内炎・下痢
だるさ

脱毛

手足のしびれ・耳鳴り

味覚障害

| 経過 | 1週 | 2週 | 3週 | 4週 | 2〜6カ月 |

骨髄抑制
白血球減少
貧血
血小板減少

肝障害
腎障害

肝　　腎

うっ血性
心不全

表　抗がん薬の副作用発現時期のめやす

投与初日	アレルギー反応，アナフィラキシー，血圧低下，頻脈，不整脈，めまい，発熱，血管痛，耳下腺痛，悪心・嘔吐（急性期）
2〜3日	全身倦怠感，食欲不振，悪心・嘔吐（遅延性）
7〜14日	口腔粘膜炎，下痢，食欲不振，胃部重感，血液毒性（白血球減少，好中球減少，貧血，血小板減少）
14〜28日	臓器障害（骨髄，内分泌腺，生殖器，心，肝，膵，腎），膀胱炎，皮膚の角化・肥厚，色素沈着，脱毛，神経障害，免疫不全
2〜6カ月	肺線維症，うっ血性心不全
5〜6年	二次発がん

＊間質性肺炎は，薬剤により発現時期が異なります

（西篠長宏・編著：抗悪性腫瘍薬ハンドブック. 中外医学社, p33, 2000より引用）

抗がん薬の副作用

　がん薬物療法では，殺細胞性の薬剤や分子標的治療薬，ホルモン療法薬などさまざまな薬物を用いて治療を行います。イラストに示したとおり，がん薬物療法では一般的な薬剤に比べて治療効果と副作用のバランスを図るのが難しく，マネジメントが重要です。

　殺細胞性抗がん薬はがん細胞の細胞分裂のプロセスに働きかけて効果を発揮します。一方で，正常な細胞のうち増殖が盛んなもの（消化管粘膜，毛根，骨髄細胞など）にも影響して副作用（下痢，口内炎，脱毛，血液毒性など）が現れます。これらの副作用には，自覚症状があるものと，白血球減少のように早期には自覚症状がないものがあります。また殺細胞性抗がん薬では，副作用の強さと効果の強さは関係ありません。

　分子標的治療薬は，がん細胞の分子レベルの特徴を捉えて標的にする抗がん薬です。標的となる特定の分子を持つ正常細胞にも障害を与えるため，殺細胞性抗がん薬とは異なる副作用が起こります。例えば，分子標的薬のうちセツキシマブ，パニツムマブは，皮膚障害が強く出やすいですが，皮膚の症状が効果の指標となるとされています。つまり，皮膚の副作用が強く出れば，薬がよく効いている可能性が高いということであり，皮膚症状をコントロールしながら，できるだけ抗がん薬治療を継続することが大切です。

　がん薬物療法では，副作用マネジメントを慎重に行いながら治療を進めます。例えば，吐き気を抑えたり，白血球が増えるのを助けるような薬剤もあり，これらは「支持療法」として用いられます。副作用のマネジメントについては，世界中でさまざまな根拠に基づいたヒントが示されつつあります。

副作用の症状

　副作用の症状は抗がん薬の作用機序と特徴によってその種類と発現時期は異なります。また，その発現には個人差があり，すべての人に同様に起こるわけではありません。

　表に代表的な副作用発現時期のめやすについて示します。治療を開始するときには，使用される抗がん薬の名前と，効果，予測される副作用，副作用の対策について説明します。

副作用の評価

　副作用には，自分で感じることのできる副作用と，血液やレントゲン検査を行わなければわからないものがあります。がん領域の有害事象の客観的な評価指標として，米国NCI（National Cancer Institute）が作成した有害事象共通用語規準（Common Terminology Criteria for Adverse Events；CTCAE）が世界共通で用いられています。有害事象の程度はGrade1〜5の5段階に分類されます。日本語版は，日本臨床腫瘍研究グループ（JCOG）のホームページで公開されています。

文献
1) Oncology Nursing Society：CHEMOTHERAPY AND BIOTHERAPY GUIDELINES.2005
2) 石川和宏：基本まるわかり！分子標的薬．南山堂，2011
3) バイエル薬品株式会社：ネクサバール錠200mgインタビューフォーム（改訂第16版，2016年2月改訂）
4) 小野薬品工業株式会社：オプジーボ点滴静注20mg/100mg/240mgインタビューフォーム（改訂第19版，2019年2月改訂）
5) 大鵬薬品工業株式会社：キイトルーダ点滴静注20mg/100mgインタビューフォーム（改訂第10版，2019年2月改訂）

抗がん薬の副作用の考え方

14 骨髄抑制

◆ 血小板減少時の症状

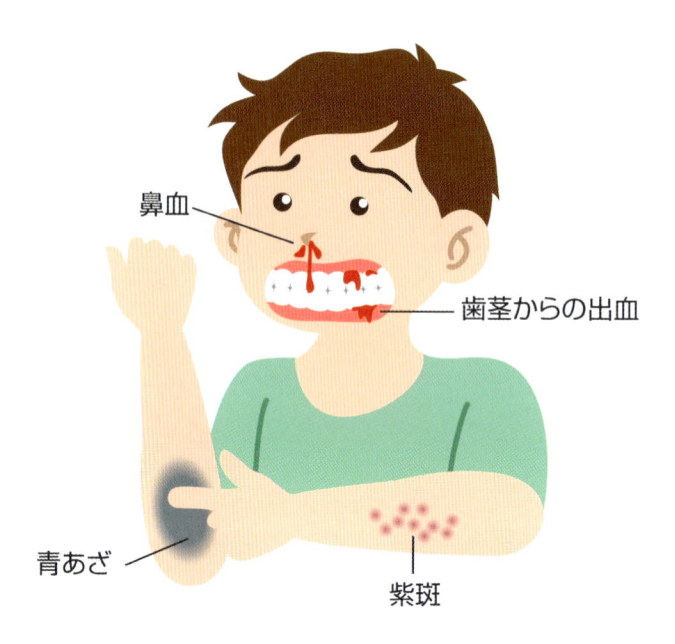

鼻血

歯茎からの出血

青あざ

紫斑

◆ 貧血の症状

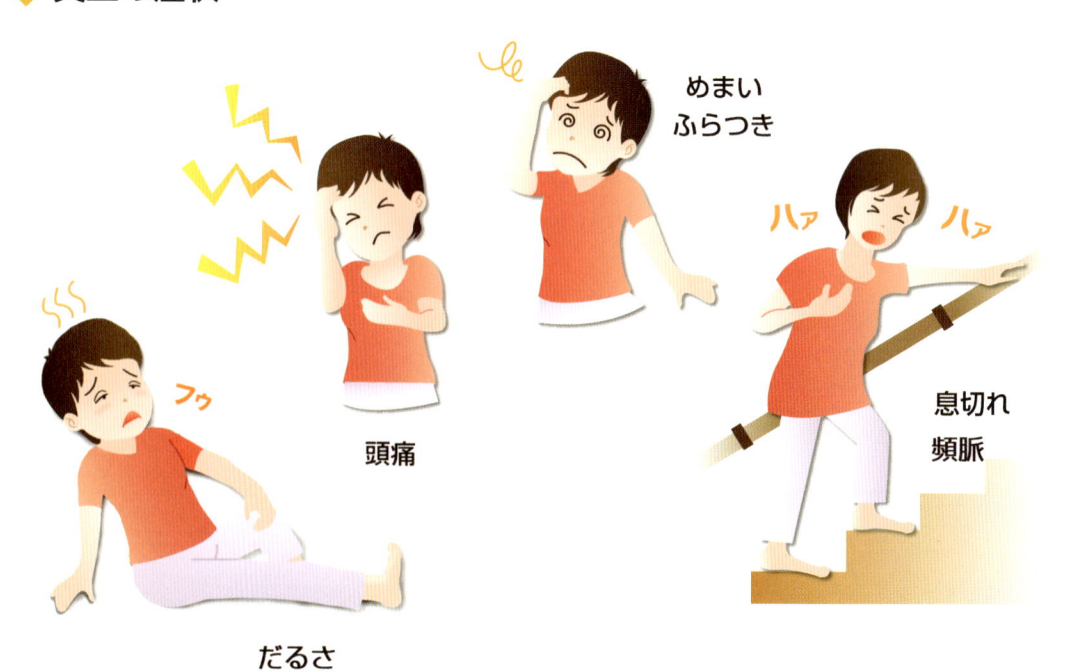

めまい
ふらつき

ハァ　ハァ

フゥ

頭痛

息切れ
頻脈

だるさ

■ 骨髄抑制とは

骨髄抑制はがん薬物療法においてほぼ必発の有害事象となります。

骨髄の造血幹細胞は細胞分裂が速いため抗がん薬の影響を受けやすく，各種抗がん薬の細胞分裂阻害作用によって骨髄幹細胞の分裂・分化が阻害されます。そのため血球産生能が低下し，正常な白血球，赤血球，血小板が減少します。殺細胞性抗がん薬だけでなく分子標的治療薬でも骨髄抑制がみられる場合もあります。免疫チェックポイント阻害薬ではほとんどみられません。

1. 白血球の減少

血球には寿命があり，短いほど抗がん薬の影響を受けるため，寿命が短い白血球（好中球）は顕著に減少します。薬剤の種類・レジメンにより異なりますが白血球が最低値となるnadirの時期はDay7～14頃が多く，その後約3週間で回復します。この時期は感染が起こりやすくなるため感染予防が大切になります〔感染対策（34頁）参照〕。状況に応じて顆粒球コロニー刺激因子（G-CSF）を投与します。

2. 発熱性好中球減少症

発熱性好中球減少症（Febrile Neutro-penia；FN）は，抗がん薬治療にともなって，好中球が減少している時期に腋下体温37.5℃以上で好中球500/μL未満，または1,000/μL未満で48時間以内に500/μL未満への減少が予測できる状態です[1]。急速に重篤化する恐れがあるためFN発症時は抗菌薬投与などの対処が必要となります。

3. 血小板の減少

血小板の機能は「止血」です。抗がん薬によって血小板が減少すると出血しやすくなったり，血が止まりにくくなったりします。皮膚に紫斑ができたり歯磨きのときに歯肉出血が起きたりしやすいので物にぶつけたり，歯磨きは強くこすりすぎないことを患者に指導することが大切です。

4. 赤血球の減少

赤血球には全身の細胞に酸素を供給するヘモグロビンが含まれています。赤血球が減少すると貧血となり，体動時の息切れ，めまいや頭痛，疲労感が起こります。赤血球の寿命は120日と長いため貧血は徐々に進行し自覚症状に乏しいことがあります。必要に応じて赤血球輸血を行うこともあります。消化管からの出血など抗がん薬以外に原因があることもあるため，原因を明確にし対応します。

文献
1) 日本臨床腫瘍学会・編：発熱性好中球減少症（FN）診療ガイドライン改訂第2版. 南江堂, 2017.

表 各血球の主な機能と骨髄抑制による臨床症状

血球	主な機能	骨髄抑制の現れ方	骨髄抑制による臨床症状
白血球	生体の防御 （特に白血球中で最も多い好中球は，貪食・殺菌能を有し，生体防衛に重要）	白血球減少 （好中球減少）	易感染状態 （発熱，口内炎など）
血小板	止血	血小板減少	出血傾向
赤血球	ヘモグロビンによる酸素運搬・供給	赤血球減少	貧血，酸素欠乏症状

15 感染対策

◆ 感染予防のポイントは手洗いとうがい

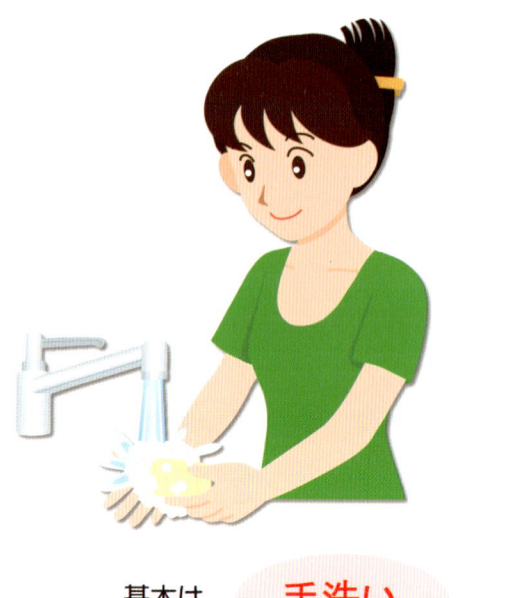 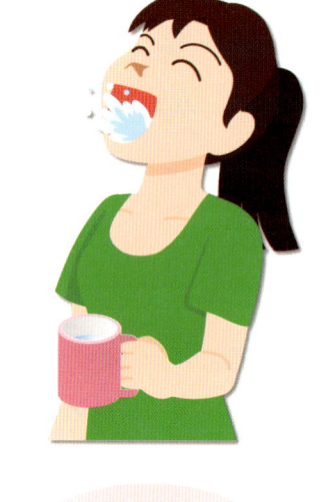

基本は **手洗い** と **うがい**

◆ 毎日の体温測定（平熱を知る）

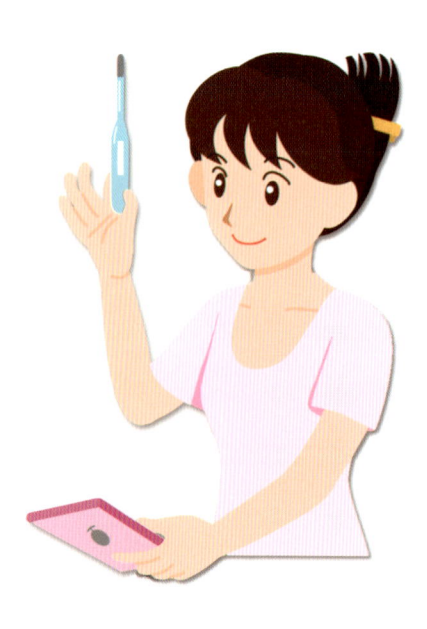

◆ 植木鉢や花瓶には要注意！

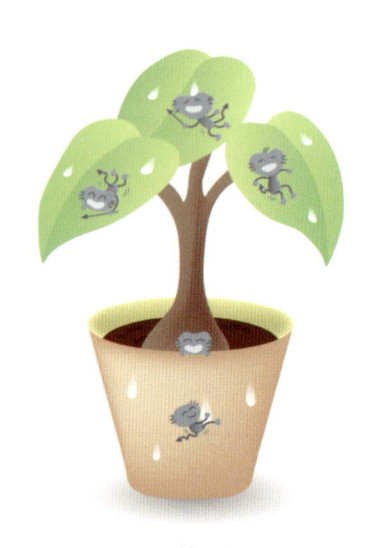

いろんな菌が繁殖中

感染対策が必要な理由

抗がん薬治療によって白血球や血小板は投与後1～2週間後に最低値となる（nadir）ことが多く，特に白血球で最も多い好中球は貪食・殺菌作用を有するため，減少することで感染症を起こしやすくなります。治療中は，通常ではあまり問題にならない常在菌により感染症が起こることもあり，患者自身による感染対策が大切です。

自身で白血球・好中球の減少の理由と対策を把握できるよう，治療前からの日常生活上における注意点の説明が必要です。

観察・指導のポイント

好中球減少時には口腔，腸管，肛門部などが常在菌による感染を起こしやすいため，口腔内の発赤や腫脹，咽頭の痛み，下痢や肛門周囲の痛みなどを観察するよう促します。脆弱になった粘膜症状を早期に発見するため，口から肛門までの消化管粘膜をひと続きと考えて観察するようにします。CVポート挿入部位など異物が挿入されている部位の発赤や

熱感などにも注意します。

また，毎日体温を測定するよう伝え，平熱を把握し発熱を早期発見できるよう指導します。感染症発症時の悪寒，発熱，発赤や腫脹などの感染兆候がないか確認します。

入浴やシャワー浴は毎日行ってもらい，基本的な清潔が保たれるようにします。手洗いやうがいは食事・抗がん薬内服前後や排泄後はもちろんですが，外出後あるいは植物やペットに触れた後は必ず行うべきでしょう。上気道感染や口腔内感染の予防のためにも口腔ケアは大切であり，含嗽や歯磨きがとても重要になります。

食事の注意点

固形がんの治療中は血球が著しく下がるnadirの時期を除けば刺身やお寿司などの生ものは普段どおり食べて構いません。ただし，新鮮でよく洗浄されたものを食べるように心がけ，ノロウイルスが流行する時期に二枚貝は食べない，夏の時期は食中毒を警戒するなど，日常生活と同様に注意します。

患者さんへのアドバイス 感染を予防するために…

- 入浴やシャワーは普段どおり行いましょう
- nadirの時期を自分で把握し，発熱などに注意しましょう
- nadirの時期は消化管粘膜全般が弱くなります。口腔粘膜や肛門部などを傷つけないよう，愛護的なケアを心がけましょう

16 悪心・嘔吐対策

◆ 悪心・嘔吐

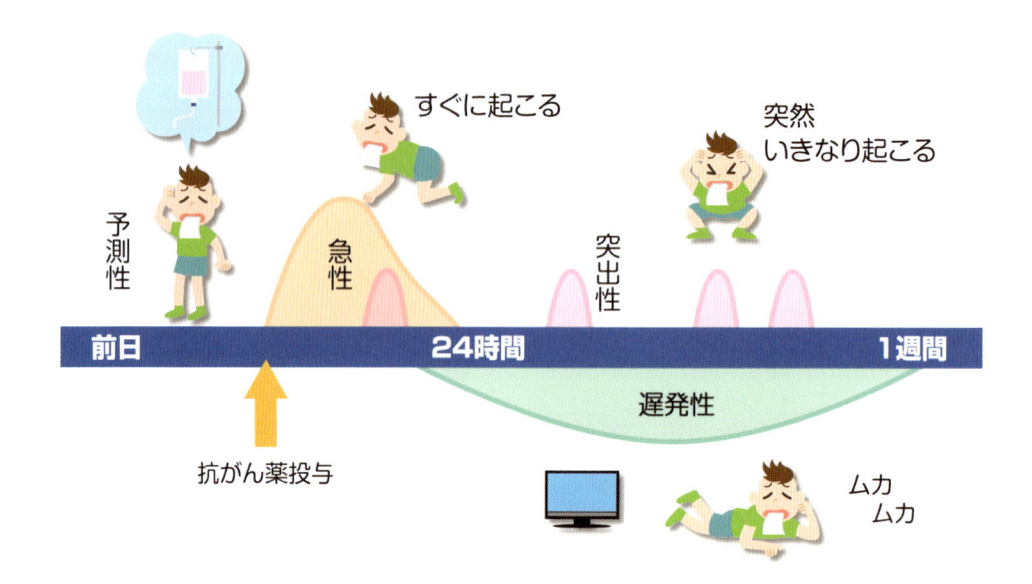

◆ 悪心・嘔吐のメカニズム

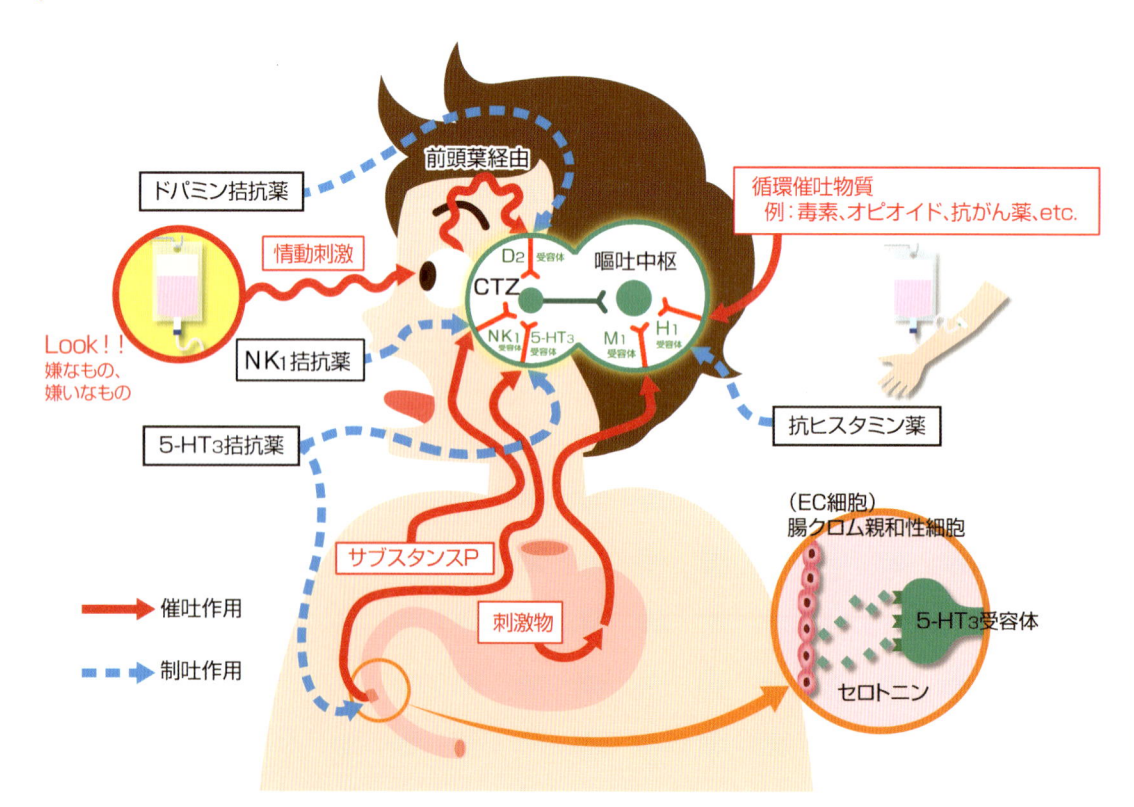

悪心・嘔吐は不快で苦痛な副作用

　がん化学療法による悪心・嘔吐は発現頻度が高く，患者が強い恐怖や不安を感じる「最も不快で苦痛な副作用」の一つです。また，QOLや闘病意欲の低下，全身状態の悪化を招き，最終的には化学療法の継続が困難になる場合も考えられます。悪心・嘔吐の予防と制御は，がん患者の治療上の最優先事項です。

悪心・嘔吐のメカニズム

　抗がん薬による悪心・嘔吐は，主に3つの経路によって延髄の嘔吐中枢（VC；vomit centre，表）が刺激されて起こると考えられています。薬剤以外が要因となる嘔吐には，運動・平衡感覚による大脳前提部を介する経路（船酔いなど）もあります。特に化学受容器引金帯（CTZ；chemoreceptor trigger zone）は，血液－脳関門で防御されていないために，血液中に投与・吸収された抗がん薬は，ここを刺激して嘔吐中枢に刺激情報を伝達します。

悪心・嘔吐の種類

　抗がん薬による悪心・嘔吐は，発生時期により①～④に大別されます。さらに米国NCCN（National Comprehensive Cancer Network）では突出性悪心・嘔吐（breakthrough emesis）について言及し対策を提案しています。

①急性悪心・嘔吐：抗がん薬投与開始後，数時間～24時間後までに発生する嘔吐
②遅発性悪心・嘔吐：抗がん薬投与後，24時間～48時間経過して発生し，5日間ぐらい持続する嘔吐
③予測性悪心・嘔吐：抗がん薬投与の前日くらいから発生する嘔吐。過去の抗がん薬投与時に悪心・嘔吐のコントロールが不十分だった時，その不快な経験や記憶が影響し，治療に恐怖や不安をもつ場合にみられる
④突出性悪心・嘔吐：最適の催吐予防の管理にもかかわらず，突然生じる嘔吐。詳細なメカニズムは明確でないが，高リスクから低リスクまでいかなる薬剤投与によっても生じる可能性がある。レスキュー制吐薬が必要

表　抗がん薬投与後，VC を活性化させる経路

1. 抗がん薬の作用により回腸の腸クロム親和性細胞がセロトニン（5-HT）を分泌し，これが上部消化管粘膜の5-HT$_3$受容体を介してVCに至る経路
2. 第4脳室周囲の最後野にあるCTZ受容体が直接もしくは間接的に末梢神経から刺激を受け，VCに至る経路（抗がん薬の直接細胞障害，セロトニン→5HT$_3$受容体，サブスタンスP→NK$_1$受容体）
3. 感覚などの情動刺激にて大脳皮質からの刺激がVCに至る経路

患者さんへのアドバイス　　悪心・嘔吐は予防が重要～悪心・嘔吐対策のポイント

・治療前数時間は，固形食品を避け，水分を十分摂りましょう。治療前には特に胃に長く留まる脂肪性食品の摂取は避けましょう。
・普段から水分を十分に摂りましょう。ミネラルウォーターや，うすいお茶・紅茶がおすすめです。
・便秘対策を十分にとってください。便秘により消化管にある異物センサー（EC細胞）が抗がん薬を感知し，脳の嘔吐中枢に伝達されるため，悪心が長く続くことがあります。便秘対策としても水分を十分に摂ることが重要です。

17 下痢・便秘

便秘は抗がん薬の悪心・嘔吐を遷延させる

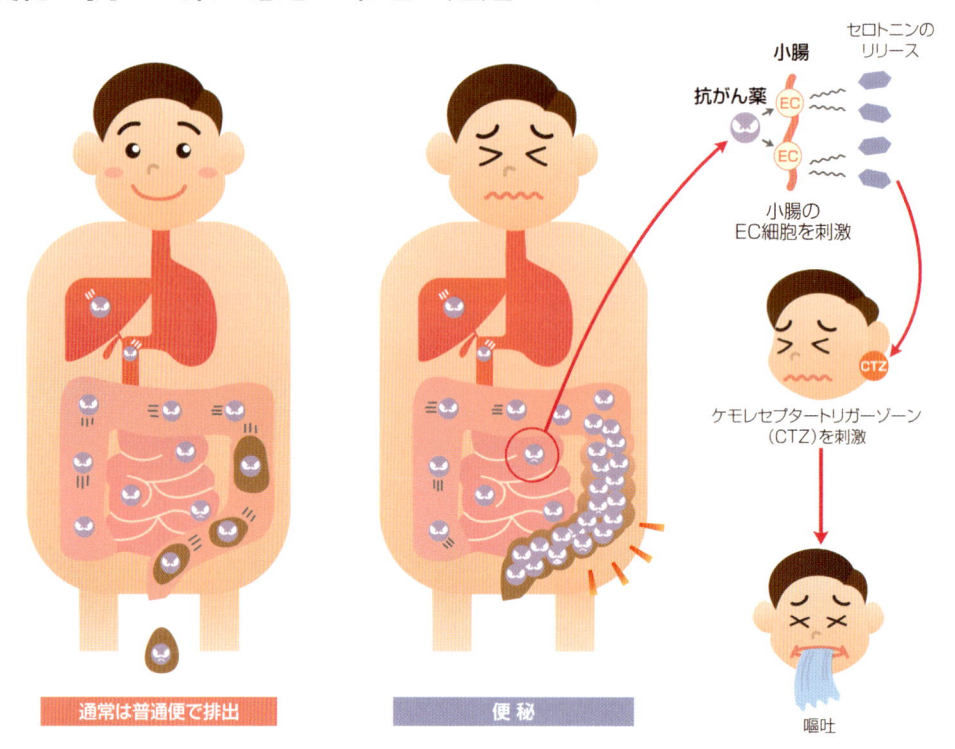

通常は普通便で排出

便秘

小腸

セロトニンのリリース

抗がん薬

小腸のEC細胞を刺激

ケモレセプタートリガーゾーン（CTZ）を刺激

嘔吐

下痢や便秘が続いたら我慢せずに医師に伝えましょう。

Point 下痢のときには，十分な水分摂取と電解質バランスの維持が重要です

下痢が続くとき，1日4回以上の下痢，血性の便，強い口渇，発熱，めまい，もうろう感，動悸などがあるときは，医療機関を受診することが必要です。

医師に伝えること
- 24時間以内に何度排便がありましたか。24時間以内に何度排尿しましたか
- 最後の排便はいつですか。どんな便（量，硬さ，色）でしたか。血は混ざっていましたか
- めまいや極端な眠気，痙攣，腹痛，吐き気，嘔吐，発熱，直腸の出血はありますか
- 何を食べましたか。24時間以内に何をどれだけ飲みましたか
- 最近体重は減りましたか。どのくらいですか
- 薬を飲んでいますか。どれくらいの量をどのくらいの頻度で飲んでいますか
- 最近旅行をしましたか
- 近親者に同様の症状がありますか

Point 便秘の予防：排便コントロールが重要です
- 水分摂取：水分制限がない場合は十分に水を飲みましょう
- 食事：食物繊維の多い食品や，乳酸菌などの摂取を十分にしましょう
- 排便習慣：便意を我慢しない，ゆっくりとトイレに座って排便する習慣を作りましょう
- 温罨法，マッサージ：おなかを暖める，「の」の字にマッサージするのも有効です
- 運動：運動は腸の動きをよくします
- 下剤：必要に応じて医師と相談しながら下剤を使用しましょう

下痢

下痢とは，「排便頻度の増加や軟便または水様便の排便」と定義されます。がん患者の下痢の原因は，がん治療（抗がん薬，抗がん薬以外の薬剤，放射線治療，手術など）や，がん自体に伴う症状，感染症などさまざまです。長く続くあるいは重症の下痢は，脱水や電解質異常などを引き起こし，生命を脅かす可能性もあります。水分や電解質を補給すること，患者自身が下痢のときの対処法を知っておくことが重要です。また，抗がん薬による口内炎や下痢は，消化管粘膜炎〔gastrointestinal (GI) mucositis〕としてとらえられ，生命を脅かすおそれがある重大な副作用であり，速やかな評価と対策が必要です。

バクテリアルトランスロケーション

バクテリアルトランスロケーションとは，腸管内の細菌やエンドトキシンが腸管粘膜バリアーを通過して，腸壁の毛細血管内に進入し体内に移行することです。全身的な栄養不良やストレス，消化管疾患などによる全身性・局所性免疫能低下，肝の網内系機能低下，腸粘膜萎縮などが背景となります。手術後の長期の絶食，抗がん薬の副作用として起こる腸管の粘膜障害，白血球減少は，バクテリアルトランスロケーションによる全身感染症を併発するおそれがあり，注意が必要です。

便秘

がん患者の便秘には，さまざまな原因があります（表1）。また，がんの治療に使用される薬剤も，便秘を引き起こす原因となります（表2）。制吐療法に使われる5-HT$_3$拮抗薬は腸管の動きを抑える作用があり，化学療法に伴う便秘の原因となります。便秘により抗がん薬の排泄が遅れると，悪心・嘔吐など

の副作用が遷延します（イラスト）。化学療法中は，便秘を予防することが重要です。

便秘の薬物療法

患者自身が便秘の状態を理解し，排便コントロールできることが重要です。水分摂取，食事の工夫，運動などの生活習慣，排便習慣などとともに，必要に応じて下剤を使います。経口薬が効かないときには，坐薬，浣腸を使用しますが，好中球，血小板が減少している患者では，肛門周囲を傷つけてしまうおそれがあるため，直腸作用性薬剤の使用を避けます。特に，好中球が減少している患者では，裂肛や膿瘍を来し，病原体の侵入路となることがあるため注意が必要です。

表1 がん患者の便秘の原因の例

- 食事量の減少，水分不足
- 排便習慣の変化
- 長期の寝たきり生活，倦怠感などによる運動不足
- 腫瘍による通過障害
- 放射線療法・手術による狭窄
- 神経筋障害（脊髄の損傷・圧迫など）
- 腸管麻痺
- 精神的・心理的ストレス
- 電解質異常
- 腹圧減退
- 薬剤性

表2 便秘を引き起こす薬剤の例

- 抗がん薬（ビンカアルカロイド，タキサン系，オキサリプラチン，サリドマイドなど自律神経障害を起こす抗がん薬）
- 腸管の運動を抑える薬（5-HT$_3$拮抗薬，オピオイドなど）
- 抗コリン作用薬（ジフェンヒドラミン，消化管鎮痙薬，三環系抗うつ薬など）
- カルシウム拮抗薬
- 制酸薬
- 利尿薬

18 口腔粘膜炎・味覚障害・歯周病

◆ 口腔粘膜炎

① 化学療法の初日

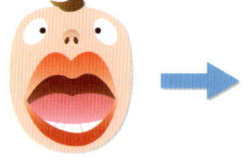

・特に徴候はなし
・すでに傷害は始まっている

② 治療開始 3 〜 5 日

・熱感、ひりひり感や軽い痛み
・柔かい組織に影響する

③ 治療開始 7 〜 10 日

・口腔粘膜の痛み
・組織の傷害がひどくなる

④ 治療期間中通じて

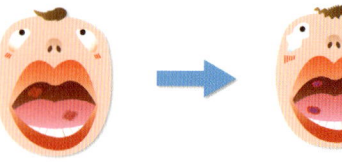

発熱もおこる

・感染症をおこして疼痛が出る
・食べること、飲むことが困難になる

⑤ 治療終了後 2 〜 9 週間

・痛みは治療して消える

◆ 抗がん薬は味蕾を障害する

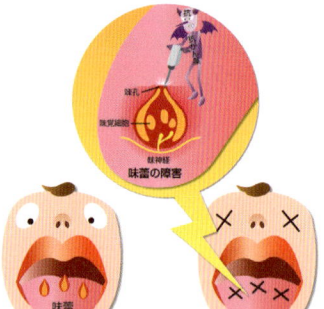

味孔
味覚細胞
脳神経
味蕾の障害

味蕾

・抗がん薬治療中

亜鉛
ON

亜鉛が **あるとき**

・味蕾が復活する

亜鉛
OFF

亜鉛が **ないとき**

・味蕾が再生しない

キーン

◆ 基本的な歯みがき方法

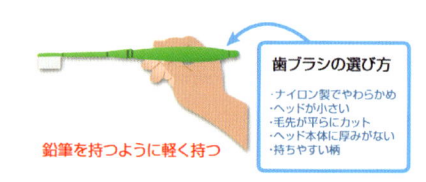

歯ブラシの選び方
・ナイロン製でやわらかめ
・ヘッドが小さい
・毛先が平らにカット
・ヘッド本体に厚みがない
・持ちやすい柄

鉛筆を持つように軽く持つ

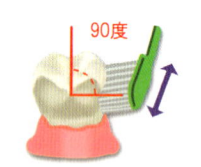

90度

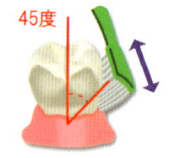

45度

左右に細かく動かしながら10〜20回程度磨く

患者さんへの アドバイス — 歯周病のセルフチェック

・朝起きたとき，口の中がネバネバする
・ブラッシング時に出血する
・口臭が気になる
・歯肉がむずがゆい，痛い
・歯肉が赤く腫れている（健康的な歯肉はピンク色で引き締まっている）
・かたい物が噛みにくい
・歯が長くなったような気がする
・前歯が出っ歯になったり，歯と歯の間に隙間が出てきた。食物が挟まる

粘膜炎

口腔粘膜炎は，口腔から肛門までのすべての粘膜上皮細胞の炎症のうち，口腔内に発生するものと位置づけられます。口腔粘膜炎が発生したということは，胃や腸なども何らかの炎症が生じている可能性があると考えます。粘膜は細胞分裂周期が早く，薬によって直接傷害を受けやすいため，炎症が起こります。また，白血球減少に伴う局所感染によっても引き起こされます。

口腔粘膜炎の発生頻度を表1，経過と症状を表2に示します。口腔粘膜炎の発生には，スーパーオキサイドやサイトカインが関係するとされ，さらにTNF-α（腫瘍壊死因子），IL-1（インターロイキン1）などとの関係が注目されています。治療開始後，3〜4週で粘膜が再生し元の状態に戻ります。

味覚・嗅覚障害

味覚障害は，薬剤や放射線による味蕾に対する直接的な傷害，舌神経・舌咽神経の障害，唾液分泌低下による口腔乾燥，亜鉛欠乏症，心因性などが原因で起こります。発生頻度は60％以上で，そのほとんどが嗅覚異常

表1　口腔粘膜炎の発生頻度

- 通常の抗がん薬治療　　：　40％
- 高用量抗がん薬治療
　　　　　骨髄移植　　：　80％
- 頭頸部への放射線治療：100％

表2　口腔粘膜炎の経過と症状

口内炎の発生から回復までの経過		
治療開始後	数日	特に徴候なし
	3〜5日	熱感，ひりひり感や軽い痛み
	7〜10日	口腔粘膜の痛み
治療終了後	1〜2週間	痛み軽減
	3週間	痛み消失

口内炎の徴候と症状
- 口内および舌の上や下の光沢のある腫れ
- 紅色,炎症性の斑点；白い斑点の場合もある
- 口内の白または黄色の薄い膜
- 粘着性の分泌物
- 口内の出血
- 口内の痛み
- 咽頭のひりひり感

も訴えるという報告があります。また，治療を繰り返すうちに徐々に症状が強くなることがあります。

歯周病

口腔内には，300〜500種類の細菌がいます。歯周病は，歯垢（プラーク）中の細菌によって歯肉に炎症を起こし，少しずつ周囲の組織を破壊する細菌感染症です。自覚症状がなく進行するので，サイレント・ディジーズ（静かに進行する病気）と呼ばれ，歯槽骨（歯を支える骨）が溶け，歯が抜ける原因になります。口腔内を不潔にしたり，白血球減少に伴う局所感染が起こることにより歯周病が発症，または増悪します。

治療開始前の口腔ケア

「食べる」ことは，治療を乗り切るためにとても大事です。治療開始前に必ず歯科を受診し，歯石の除去や歯の治療をすませておきましょう。また，歯科衛生士から歯磨きや義歯の手入れの指導を受けることも大切です。

口腔粘膜炎などを予防するため，毎食後に歯磨きをして口腔内を清潔にすること，口腔内の保湿を心がけてください。口腔粘膜炎などは予防が大切です。

症状出現時の口腔ケア

口腔内の清潔を保ちましょう。口腔に痛みがあれば，生理食塩水（水1Lに小さじ1杯の食塩を溶かす）で含嗽します。粘性唾液があれば重曹水（水1Lに食塩小さじ1/2＋重曹小さじ1/2）を試してください。アルコールなどを含有する含嗽薬は，口腔内を乾燥させ，炎症を惹起するので使用は控えましょう。

味覚障害には，酢など唾液分泌を促す食品を用いたり，出汁，酸味や香辛料を活用したりしましょう。嗜好が変わることもあります。食べたいものを食べたいときに食べましょう。いままでの食習慣にこだわる必要はありません。治療が終われば，少しずつ回復します。

19 血管外漏出・静脈炎

◆ DNA と結合する抗がん薬は要注意

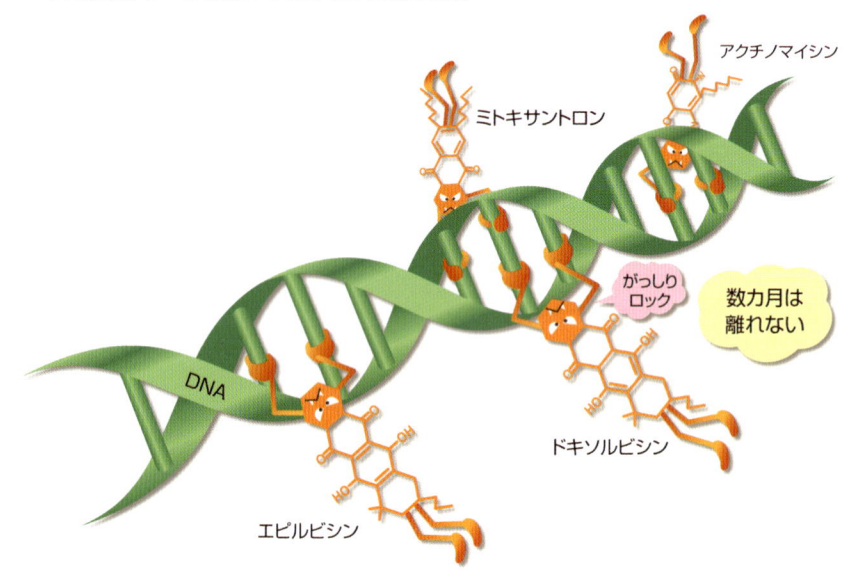

アクチノマイシン

ミトキサントロン

がっしり
ロック

数カ月は
離れない

DNA

ドキソルビシン

エピルビシン

◆ 静脈炎の原因

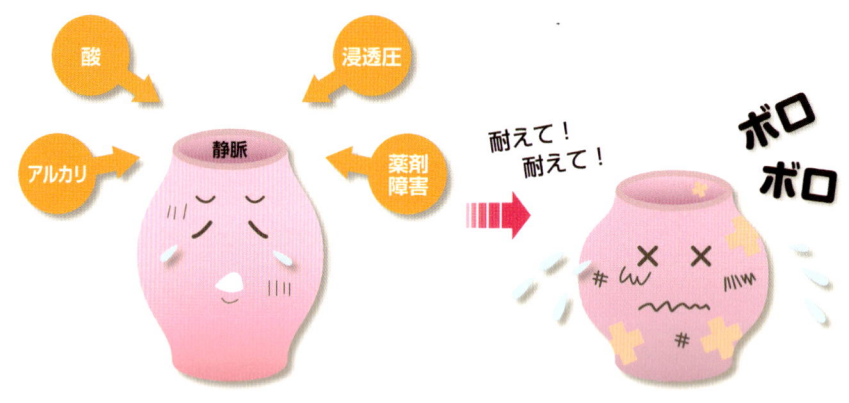

酸

浸透圧

アルカリ

静脈

薬剤
障害

耐えて！
耐えて！

ボロ
ボロ

耐えきれないと静脈炎が発症

◆ CVポートとPICC

CVポート
（皮下埋め込み型ポート）

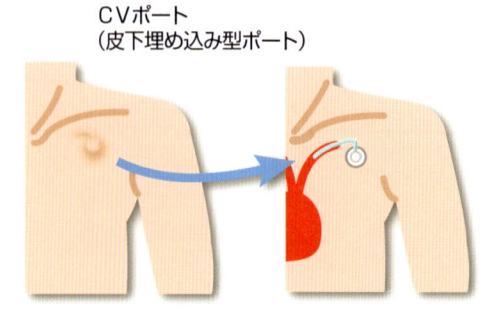

PICC
（末梢挿入式中心静脈カテーテル）

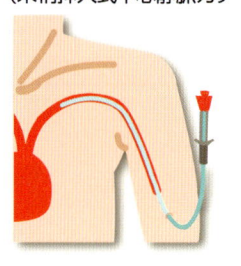

血管外漏出とは

血管外漏出とは抗がん薬が皮下組織に漏れる，あるいは浸潤することをいい，化学療法中の0.5～6.5％の頻度で発生するといわれています。細胞毒性をもつ抗がん薬が血管の外部に漏出することで，周囲の軟部組織に障害を起こし，発赤，腫脹，疼痛，硬結，びらんなどを起こします。皮膚や皮下組織に対する血管障害性と反応の強さは，薬剤の種類，溶液のpH，浸透圧，薬剤濃度，漏出量，漏出してからの曝露時間などが関係するといわれています。少量の漏出でも紅斑や腫脹，皮膚壊死を起こす可能性のある壊死性抗がん薬には最も注意が必要です。また，漏出が起こらなくても使用薬剤の性質などによって投与後に静脈炎が起こることもあります。

リスク因子

血管外漏出のリスク因子（表）を把握し，穿刺前にリスクアセスメントを行って血管選択を行うこと，事前に患者への説明を十分に行うこと，出現時は早期発見・対処できるように準備しておきます。

血管外漏出の予防

治療回数や使用薬剤，血管の状態をアセスメントし，あらかじめ投与ルートを選択することも大切です（巻末資料123頁）。

表　血管外漏出のリスク因子

1．血管の脆弱性	①高齢や栄養不良，脱水 ②糖尿病や皮膚結合組織疾患 ③化学療法を繰り返し行っている
2．穿刺する静脈の問題	①頻繁に穿刺されていたり抗がん薬投与を何度も行っている血管 ②輸液などですでに使用中の血管 ③関節に近く，曲げると固定がずれやすい血管 ④循環障害のある血管 ⑤以前に血管外漏出したことのある血管
3．投与量・速度	①投与量が多い ②投与速度が速い
4．薬物の種類	血管刺激性のある薬剤

血管外漏出・静脈炎を予防するためには適切な点滴部位を選択し，穿刺部位が確認できるよう透明ドレッシングで確実に針を固定し，ルートが引っ張られないようループをつくってテープ固定します。

穿刺しにくい血管の場合はあらかじめ穿刺部位周囲を温めておく，飲水を多めにとる，ボールを握りしめる運動をしたり穿刺部位を心臓より低い位置にして駆血帯を巻き血管を怒張させると視認，触知しやすくなります。

投与時は血液の逆血を確認し自然滴下を確認してから投与を開始します。壊死性抗がん薬は輸液ポンプを使用せず自然滴下のまま行います。また定期的に穿刺部位を観察し，患者にも自覚症状がないか確認します。また投与終了後も生理食塩水で十分にフラッシュした後抜針し，止血を確実に行うことも大切です。

漏出時の対処

漏出が疑われた場合ただちに抗がん薬の注入を中止し，投与ラインからできるだけ薬液を吸引してから抜針します。壊死性抗がん薬の漏出時，日本ではステロイドの局所注射や軟膏の塗布が推奨されていますが，効果は明確には立証されてはいません。アントラサイクリン系薬剤が漏出した場合は，5時間以内であれば医師の判断によりデクスラゾキサンの使用を検討します。

静脈炎

輸液による静脈炎の原因は浸透圧，pH，薬剤の細胞障害性，投与時の甘い固定などに関連します。あらかじめ患者の血管アセスメントを十分に行い，投与ルートを選択することが大切です（巻末資料123頁）。

フレア反応

抗がん薬による局所のアレルギー反応としてフレア反応があります。フレア反応は，疼痛は少なく，逆血が確認でき静脈に沿って紅斑や赤い線状の蕁麻疹などを生じ，通常は数分以内で消失します。この場合基本的に抜針はせずそのまま投与継続が可能です。

◆ 脱毛について（復活する毛根）

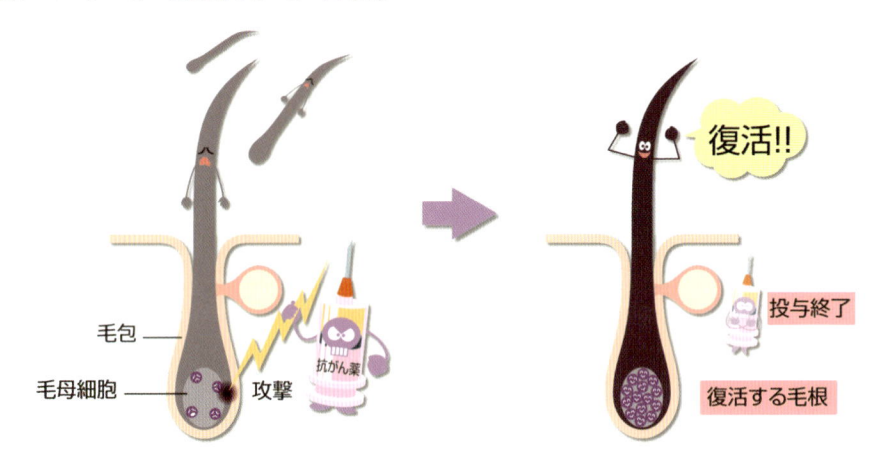

毛包

毛母細胞

攻撃

抗がん薬

復活!!

投与終了

復活する毛根

◆ 脱毛時のバンダナのかぶり方

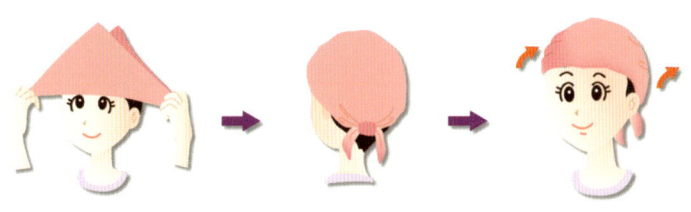

2つ折りのバンダナを、はじめは深めに額に当てます

両サイドは結び目に向かってたたみ込みます。後ろの三角に出た部分の上で結び目を作ると、しっかり押さえることができます

目の高さに合わせて、バンダナを後ろに引っぱりましょう

バンダナをかぶるときのワンポイント

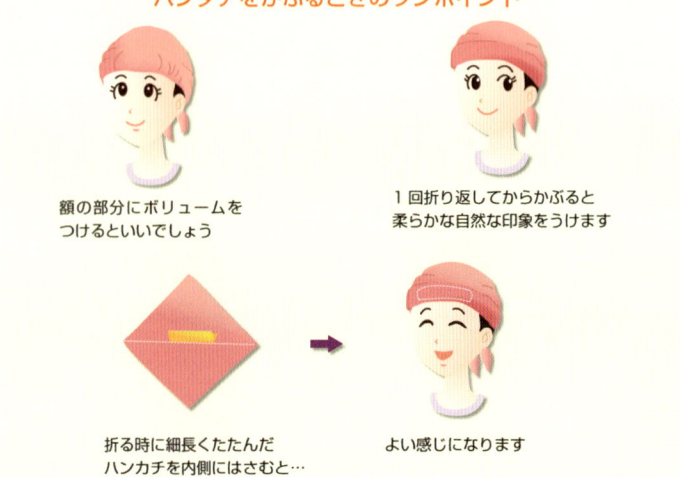

額の部分にボリュームをつけるといいでしょう

1回折り返してからかぶると柔らかな自然な印象をうけます

折る時に細長くたたんだハンカチを内側にはさむと…

よい感じになります

脱毛を引き起こす抗がん薬

　脱毛は多くの殺細胞性抗がん薬で起こりますが，薬剤の種類，投与量や組み合わせによっても異なり，ほとんど脱毛しないものもあります。分子標的治療薬や免疫チェックポイント阻害薬ではほとんど脱毛は起こりません。ドキソルビシン，エトポシド，イリノテカン，タキサン系薬剤では高度な脱毛を来し，抗がん性抗生物質とビンカアルカロイド系薬剤で頻度が高くなります。

　抗がん薬による脱毛の機序の詳細は不明ですが，活発に細胞分裂を繰り返す毛包内の毛母細胞が障害された結果生じるといわれています。

脱毛の時期，期間

　脱毛は頭髪だけでなく，眉毛やまつげなどにも起こります。鼻毛もなくなり鼻汁が出やすくなることもあります。

　抗がん薬による脱毛は一時的なもので，永久的なものではありません。一般的に抗がん薬投与開始から10日〜3週間後に始まり，最終投与（がん化学療法終了）から3〜6カ月で再び新しい毛が再生します。生え変わる際は，毛質や色が変化することもあります。

脱毛の予防

　予防として治療中に頭皮を冷却する方法も試され，効果を認めた報告もありましたが，まだ標準治療にはなっていません。治療前に脱毛について説明し，ウィッグや帽子の活用や化粧方法などを伝えることが大切です。

　院内に相談窓口（アピアランスセンターなど）を設置している施設も多く，事前に紹介しておくとよいでしょう。

脱毛時のケア

　脱毛前にあらかじめ髪をショートカットにしておくと保清や掃除などがしやすくなります。ただし，いわゆる「坊主頭」のように極端に短くすると，抜けた短い毛が刺さってチクチクと痛い場合があることも伝えておきます。衣類や枕についた毛はガムテープや粘着テープ付きローラーなど使用するとよいでしょう。就寝時はナイトキャップをかぶると毛の散乱を防ぐことができます。

　脱毛時は頭皮に刺激感や掻痒感を感じることがあります。保冷剤などで冷やすと楽になることがあり，就寝時などでの使用を勧めます。頭皮からは皮脂が分泌されますので，シャンプーや石けんで洗って構いませんが，こすりすぎて傷つけないよう優しく洗うことを心がけます。乾燥が強い場合は洗った後に保湿ローションをつけるとよいでしょう。

　疼痛を伴う毛嚢炎を起こした場合は皮膚科を受診し，抗菌薬が配合された軟膏等で治療します。

　また，眉毛も脱毛するため，脱毛前にあらかじめ写真を撮っておくと元の形が確認できます。

3

脱毛

21 手足症候群・痤瘡様皮疹・爪周囲炎

◆ 外用薬（保湿薬）の使い方

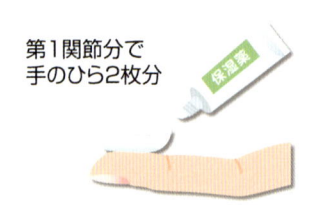

第1関節分で
手のひら2枚分

軟膏・クリームの場合

ローションの場合

一円玉程度の大きさで
手のひら2枚分

◆ 巻き爪テーピング

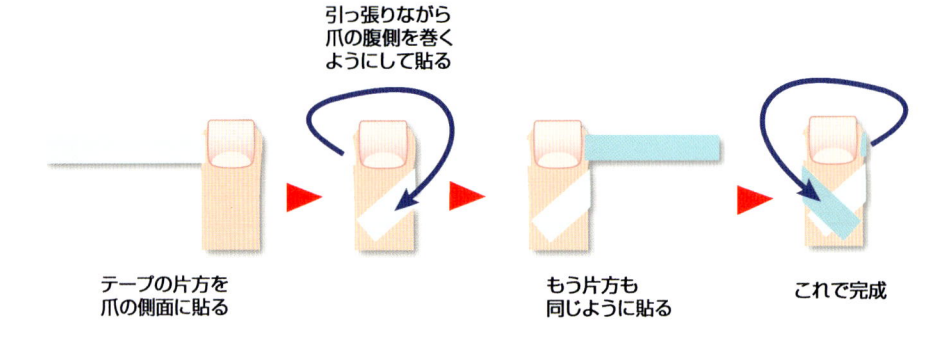

引っ張りながら
爪の腹側を巻く
ようにして貼る

テープの片方を
爪の側面に貼る

もう片方も
同じように貼る

これで完成

◆ 爪の切り方（スクエアカットが基本）

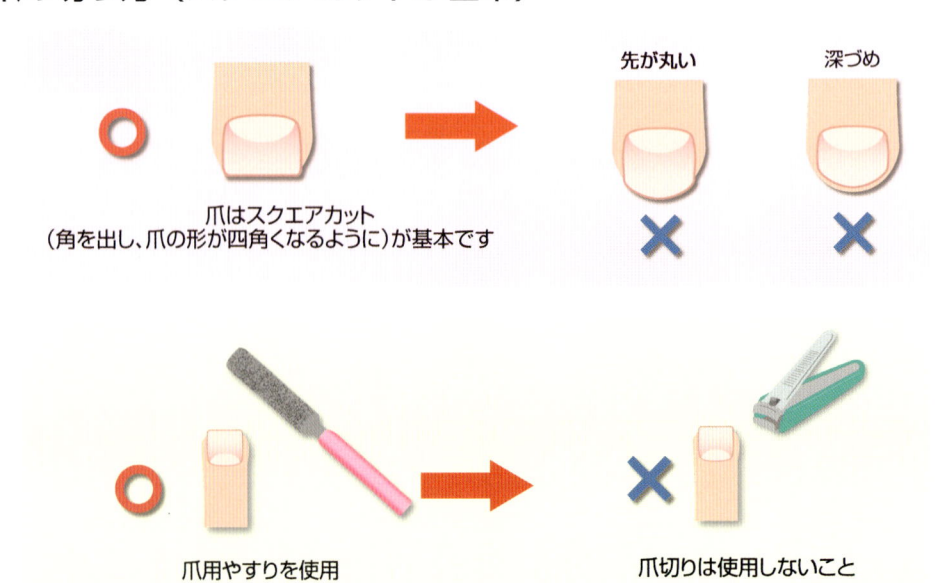

先が丸い

深づめ

爪はスクエアカット
（角を出し、爪の形が四角くなるように）が基本です

爪用やすりを使用

爪切りは使用しないこと

手足症候群

Hand-Foot Syndrome（ハンドフットシンドローム）と呼ばれHFSと略されることもあります。発生機序は明確にはされていませんが，抗がん薬と，その代謝産物による皮膚角化上皮の障害が疑われ，エクリン汗腺からの薬剤の分泌も原因の一つと示唆されています。物をつかむ，あるいは立位や歩行による圧迫で毛細血管が破壊され，そこから微量に漏れた抗がん薬が障害を起こすという研究もあります。症状としては手のひらや足底が赤くなったり痛みが増強したりします。重症になると水疱やびらんから疼痛が増強し，歩行困難や物をつかめないなどの症状が出ることもあります。

治療としてはステロイド軟膏の塗布が必要であり，靴や履き物など，日常生活上の工夫も必要となります。

痤瘡様皮疹

上皮成長因子受容体（EGFR）はがん細胞に発現し，がんの増殖などに関与しています。同時に皮膚にも発現しているため，EGFR阻害薬（ゲフィチニブ，エルロチニブ，セツキシマブなど）では皮膚組織での正常な細胞の成長が阻害され，皮膚や爪，頭髪などに影響を及ぼします。その特徴的な皮膚症状に痤瘡様皮疹が挙げられます。痤瘡とは，いわゆる「にきび」を意味しますが，痤瘡様皮疹は「にきびに似た皮膚の発疹」であり，アクネ菌が存在しないので一般的なにきびの対処とは異なります。そのため，にきび用の化粧品などは適さずステロイドの軟膏が効果的です。

爪周囲炎

手足症候群を起こしやすい薬剤やEGFR阻害薬を投与した場合，爪に何らかの変化を受けている場合が多くあります。爪自体が脆弱化し二枚爪になったり，爪にボー線とよばれる横線が入り割れやすくなったりします。

爪周囲に炎症を起こす場合もあり使用薬剤や症状に合わせてステロイド軟膏や抗菌作用のある軟膏を塗布する必要があります。予防としては爪の強度を保つために短すぎない長さでスクエアカットにしたり，あらかじめマニキュアを塗布して補強をしたりするとよいでしょう。爪を短くする場合は爪に負担をかけないよう爪切りを使用せず爪やすりで一定方向に削るようにします。また，巻き爪や爪周囲の肉芽が当たって痛い場合はテーピングで除圧すると効果的です。

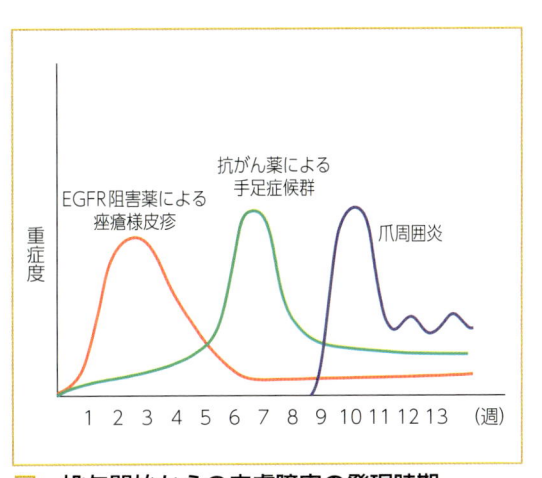

図 投与開始からの皮膚障害の発現時期

患者さんへの アドバイス 皮膚や爪を守るために…

- 基本的なケアとして清潔・保湿・刺激からの回避が大切です。
- 皮膚の洗浄はごしごしこすらず泡で包み込むように洗浄し，十分に石けんを洗い流します。その後ローションや軟膏などでしっかり皮膚を保湿しましょう。
- 刺激からの回避のために，日焼け止めなどで紫外線対策を十分にします。
- ヒールのない大きめの靴で締め付けないようにする，洗い物をするときにはゴム手袋をつけるなど，生活に合わせて工夫しましょう。

22 間質性肺炎

◆ 間質性肺炎と細菌による肺炎の違い

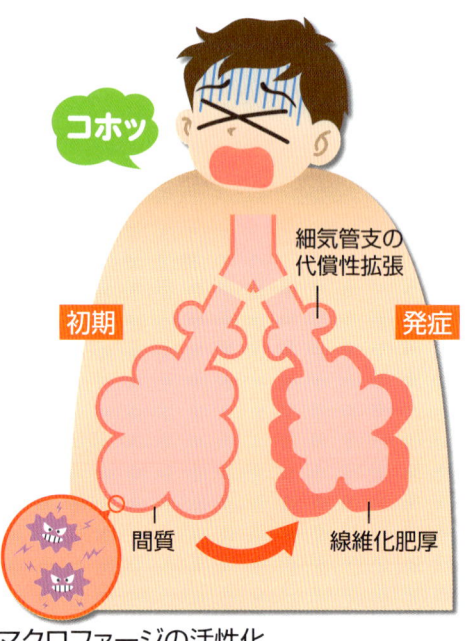

間質性肺炎

コホッ

細気管支の代償性拡張

初期　発症

間質　線維化肥厚

マクロファージの活性化

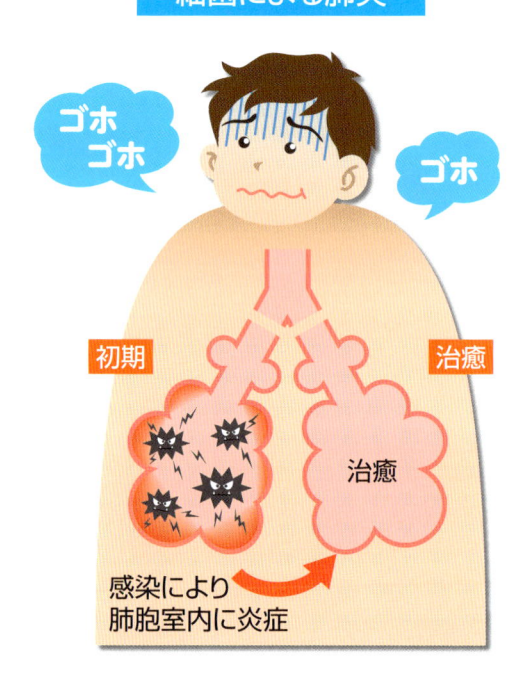

細菌による肺炎

ゴホゴホ　ゴホ

初期　治癒

治癒

感染により肺胞室内に炎症

◆ 間質性肺炎の症状

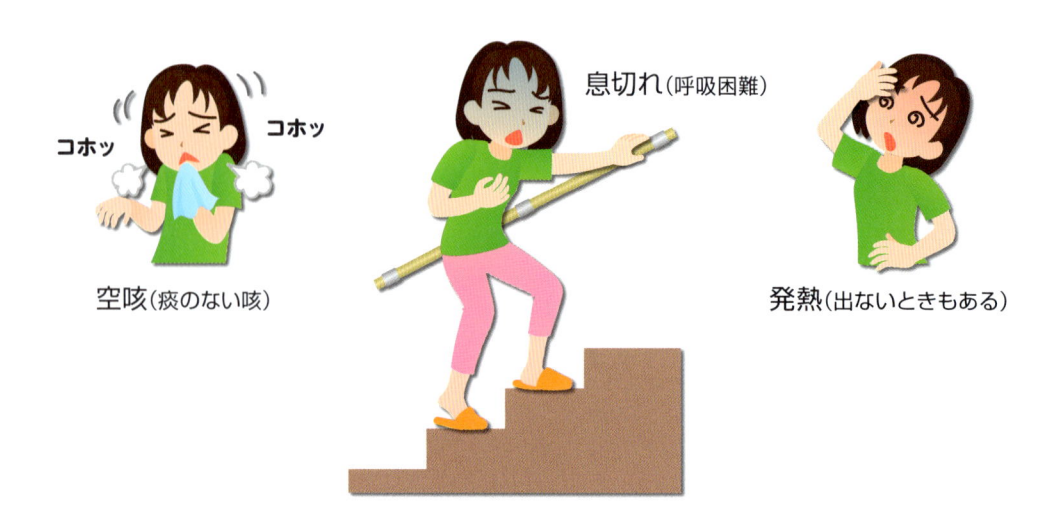

コホッ　コホッ

空咳（痰のない咳）

息切れ（呼吸困難）

発熱（出ないときもある）

間質性肺炎とは

薬剤性肺障害とは，薬剤の投与中に起きた呼吸器系の障害のなかで，薬剤と関連があるものと定義されます。そのなかでも，最も頻度が高いのが間質性肺炎です。間質性肺炎は，治療開始後2〜3週間で発症するものから，2〜3カ月で発症するもの，数年を経て発症するものまで多様です。すべての薬剤で間質性肺炎を引き起こす可能性があるので，常に注意が必要な病態です。

肺では呼吸により肺胞の薄い壁の中を流れる血液中の赤血球に酸素を与え，同時に炭酸ガスを取り除く「ガス交換」をしています。間質性肺炎は，さまざまな原因から肺胞の壁や周辺に炎症が起こり，このガス交換ができにくくなり，咳嗽や息切れなどの自覚症状が現れます。間質性肺炎の副作用報告がある抗がん薬を巻末資料124頁に示します。

発生機序

薬剤性肺障害の発症機序は，ほとんど不詳です。基本的には，薬剤による肺胞や気道の上皮細胞あるいは血管内皮細胞に対する直接毒性および免疫系細胞の活性化が考えられています。これらの機序は，遺伝性要因，年齢，肺線維症などの肺疾患の既往歴などの患者自身の因子と環境因子が影響しています。薬剤性間質性肺炎の発生機序分類を表に示します。

リスク因子

間質性肺炎のリスク因子としては，60歳以上，喫煙歴，PS（performance status）2以上，肺病変の既往歴（間質性肺炎，肺線維症など），肺の手術後あるいは放射線照射後，呼吸機能の低下，酸素投与，糖尿病，低アルブミン血症です。また，腎機能の低下は薬剤の血中濃度を高める意味でリスク因子となります。

治療の実際

間質性肺炎の診断は，身体症状（空咳，息切れ，発熱など），採血，画像検査で行われます。間質性肺炎の特徴的な症状は，あらかじめ患者に伝えておくことが大切です。間質性肺炎だとわかれば，速やかに抗がん薬を中止します。治療の継続が必要な場合は，間質性肺炎の発生頻度が少ない他の種類の薬剤に変更します。ただし，治療の再開は，間質性肺炎が改善した後になります。

表　薬剤性間質性肺炎の発生機序分類

	細胞傷害性間質性肺炎	アレルギー性間質性肺炎
発生機序	抗がん薬のような細胞傷害性薬剤によって肺の細胞自体が傷害を受けて生じる	医薬品に対する免疫反応が原因
発症	慢性（数週間〜数年）に経過	急速（1〜2週間程度）
発症予想	可能	不可能
予後	不良	良好
主な原因薬剤	抗がん薬*	インターフェロン，抗菌薬，解熱消炎鎮痛薬，抗不整脈薬，抗リウマチ薬，漢方薬など
治療	ステロイドの有効性は発症早期に限定	ステロイドが有効

＊抗がん薬でも早期に発症する場合があり，ゲフィチニブでは4週間（特に2週間）以内にみられることが多い

間質性肺炎

◆ ケモブレインの症状

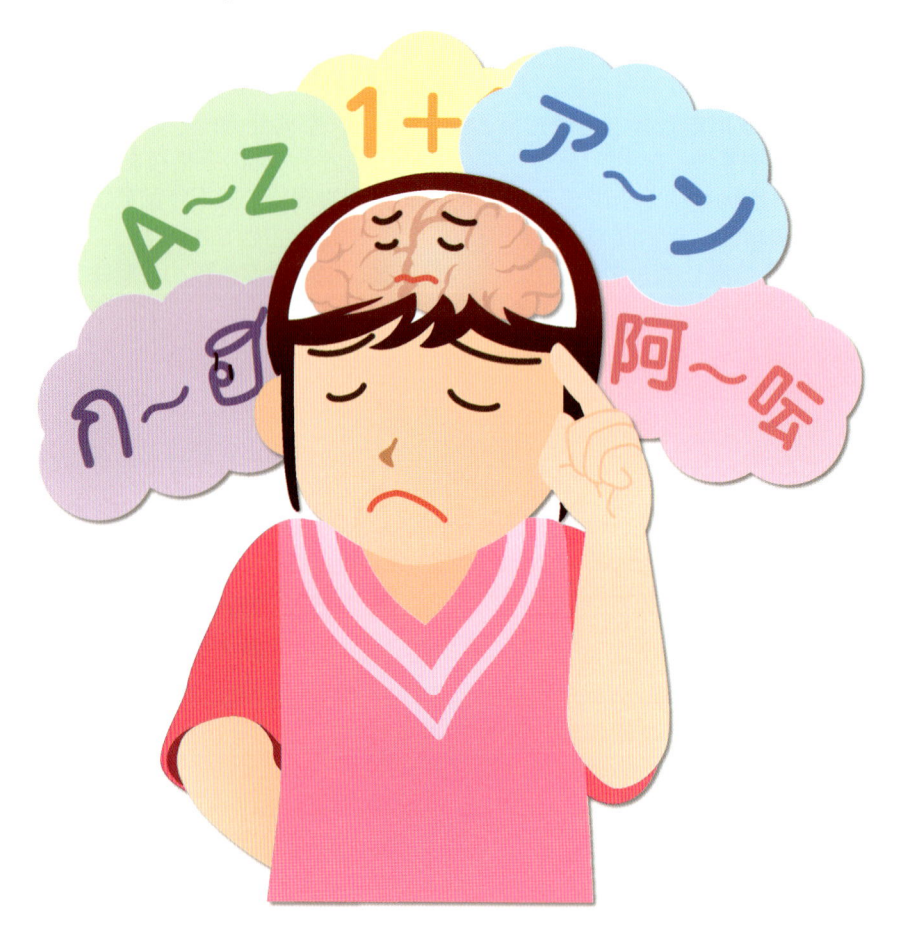

がん治療を受けている患者は、しばしば軽度から中等度の認知障害を経験する

> ### 症 状
>
> 物忘れ，物事に集中できない，言葉がすぐにでてこない，新しく覚えることが困難，
> 毎日の行動を管理するのが困難，一度に複数の行動や作業をするのが困難

ケモブレイン・CICI・CRCI のメカニズム

- がん罹患そのものの影響
- 抗がん薬による神経伝達の障害
- サイトカインの影響
- 酸化ストレス

ケモブレインの症状

- 物忘れ
- 物事に集中できない
- 言葉がすぐに出てこない
- 新しく覚えることが困難
- 毎日の行動を管理するのが困難
- 一度に複数の行動や作業をするのが困難

ケモブレインとは

　がん患者は，がんの治療中・治療終了後に，「ケモブレイン（chemo brain）」，「ケモフォグ（chemo fog）」と呼ばれる慢性的な物忘れや集中力低下などに悩まされることがあります。この状態はかつては「気のせい」や「年齢のせい」として見過ごされがちでした。しかし，医学誌「Breast Cancer Research and Treatment」の2006年10月5日号で，ケモブレインには脳の代謝および血流の変化が関わっているという知見が報告されたことからケモブレインに関する研究が進み，ケモブレインは患者の思い過ごしによるものではなく，抗がん薬の副作用であることが明らかになりました。近年，CRCD（chemotherapy related cognitive dysfunction：化学療法関連認知機能障害），CICI（chemotherapy induced cognitive impairment：化学療法誘発性認知障害）として多くの研究が行われています。また，化学療法やホルモン療法，放射線療法だけではなく，がんに罹患すること自体を含むがんに関連する認知機能障害を総称した「CRCI（cancer related cognitive impairment）」としての研究も進んでいます。実際，化学療法や放射線療法を行っていないがん患者もしばしばCRCIを経験します。

　発症頻度は，乳がん患者に関する研究では，17〜75%の患者が化学療法後6カ月から20年間にわたり，ケモブレインを経験したと報告しています[1]。卵巣がん患者に関するある研究では，70%近くにCRCDがみられたとする報告もあります[2]。大腸がん患者に関する研究では，化学療法を受けたか否かにかかわらず，治療の過程を通してCRCIが見られたという報告があり[3]，がん患者における軽度から中等度の認知障害は，患者のQOLに大きく影響する重要な課題と考えられます。

ケモブレインのメカニズム

　ケモブレイン，CICI，CRCIの発生要因は，がん治療（化学療法，ホルモン療法，外科手術，放射線療法）によるものと，それ以外の要因（がん関連の炎症，ストレス，疲労，合併症，併発症など）があると考えられます。メカニズムの詳細はまだ未解明です。しかし，がんに罹患することそのものによるストレス，抗がん薬（ホルモン剤を含む）による神経伝達の障害，脳血流や脳脊髄液の変化，海馬の機能低下，インターロイキンやTNF-αなどのサイトカインの影響，酸化ストレスなど，さまざまな要因が関連することが明らかになっています（イラスト）。さらに頭部MRIの画像研究では，化学療法後の灰白質や白質の容積変化低下も指摘されています。

ケモブレイン・CICI・CRCIの症状

　がん治療を受けている患者では，物忘れ，人や物の名前が出てこない，複数の作業を同時にできないなどの軽度から中等度の認知障害を経験することがあります（イラスト）。重症度は多くが軽度から中等度と報告されています。治療終了1年後には多くの患者で，症状が改善あるいは完全になくなっている場合もありますが，人によってはケモブレインが治療終了後も長期間続くなど，患者のQOLに大きく影響を及ぼす可能性があります。予防と早期の対策が重要と考えられます。

ケモブレインの類似症状

　化学療法を受けている患者では，一時的なケモブレイン類似の問題を生じることがあります（表）。たとえば，化学療法による倦怠感，抗がん薬の悪心・嘔吐に用いる薬剤は注意不足に関係している可能性があります。これらの問題がある場合は医療従事者に相談するよう助言することで解決の糸口が見つかる場合もあります。

文献
1) Ahles TA et al：J Clin Oncol 2012：30（30）：3675-3686.
2) Stavraka C, et al：Gynecol Oncol. 2017；125：59-64. DOI：10.1016/j.ygyno.2011.12.421
3) Vardy JL, et al：J Clin Oncol. 2015；33：4085-4092.

表　ケモブレインと類似の症状を起こす問題

・貧血	・不眠
・ストレス	・薬物療法の副作用
・抑うつ	・化学療法によるホルモン
・不安	状況の変化
・疲労感	

◆ ケモブレインの対策

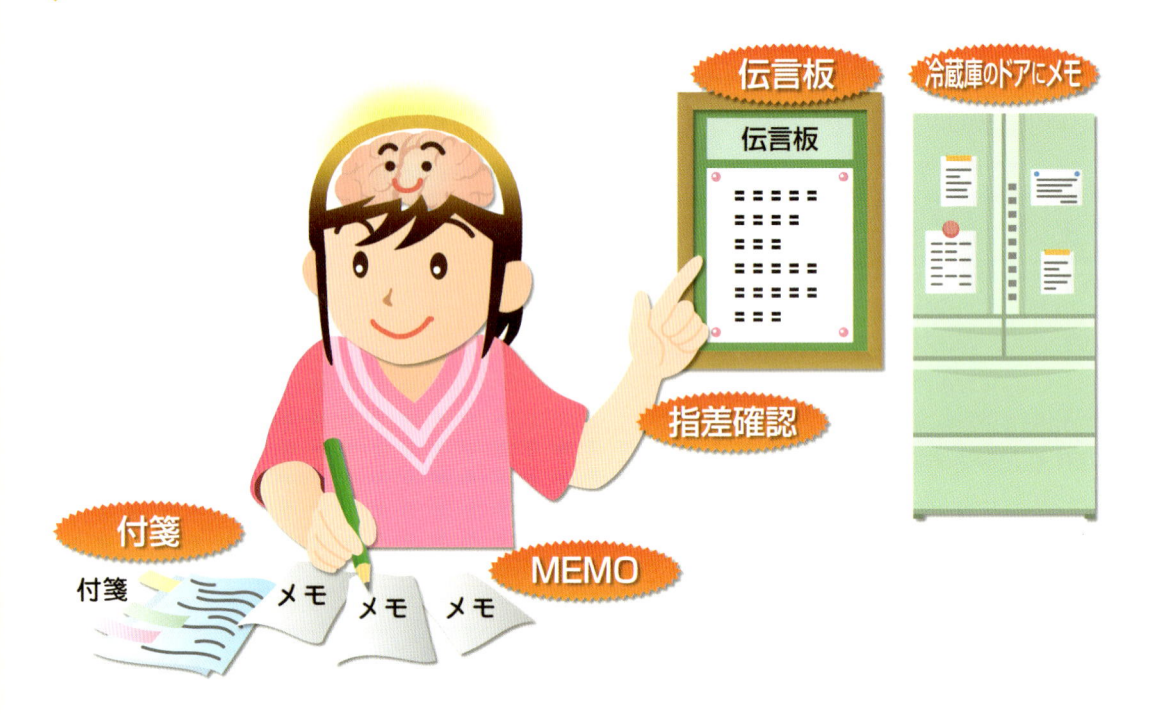

◆ ケモブレインリカバリーモデル

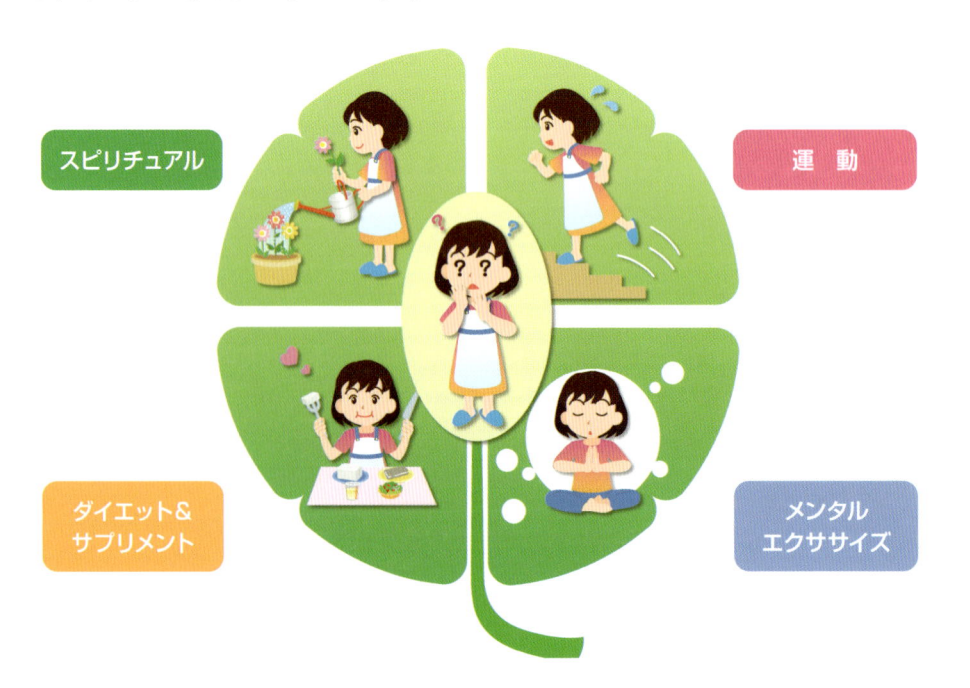

ケモブレインに対応するために

がんを経験した人の多くは，がん治療中・治療終了後に記憶力と思考能力の変化に気付くことがあります。ケモブレインの対応策としては，物事を覚えておいたり，記憶を具体的に維持する方法を見つけることが効果的です。また，患者自身に合うやり方を探すことが大切です。

ケモブレイン対策としてできること

- 何か行動をするときはメモ帳を持参し，必要があれば書き留める。例えば「買い物リスト」「やることリスト」「薬を服用する時間」などをメモし，実行したら線で消す。
- スケジュール帳や手帳を活用し，仕事の流れなどをまとめる。誕生日や記念日，約束ごとなどを記入する。
- リマインダーとなるチェックリストを作成し，見やすい場所に貼っておく。1日に何度も見ることができるよう，冷蔵庫やバスルームの鏡など，貼る場所も工夫する。
- 十分な睡眠をとる。
- できるだけ長く集中できるよう，仕事や読書は整然と，落ち着いた環境で行う。
- スマートフォンのアプリやノートパソコンなどで情報を管理する（やることリスト／予定の日時，住所／投薬スケジュール／電話番号／会った人の名前と簡単な説明など）。
- ケモブレインの症状やその他の副作用は気付いたときに書き留めておく。
- 気が散らないよう，会話は静かな場所でする。
- 部屋の整理整頓をし，大事な物は身近なところに保管し，すぐに確認できるようにする。
- 相手の話のポイントを復唱し，重要なことは書き留める。
- 例えば鍵をよく置き忘れる場合は，鍵を置くたびに，自分が何をしているのかを考え，声を出して「鍵は引き出しに入れた」と言う。それを何回か繰り返す。
- 大事なことは身の周りの人に話し，忘れてしまったときには教えてもらうようにする。

集中力を高めるためにできること

集中力とは，人，感情，考え，または活動に邪魔されずに，物事に集中する能力です。がん治療中または治療後の人々は，集中力の変化に気付くことがあります。集中力を向上させるために役立つ3つのステップがあります。

1. 集中力を身につける

- 集中できる環境を作る。テレビや電話など，集中の邪魔になりそうなもの，注意をそらされそうなものは取り除く。
- 自分の思考，感情，肉体的疲労，空腹などに気を配り，集中力を妨げる要因を事前に解消しておく。

2. 集中力を高める

- 目標を小さく，管理しやすいように分割する。頻繁に達成感を感じることができ，やる気を出して仕事を長く続けることにつながる。
- 集中力に合わせて休憩をとる。食事休憩や散歩を取ることで集中力をリセットできる。
- もし，集中が途切れていることに気づいたら，立ち上がるなどの物理的行動を起こす。それにより集中の途切れを認識でき，目の前の作業に再度集中できる。

3. 集中する習慣づけ

- 集中する時間がどれくらいかを考える。読書などでは開始時間を記録し，集中力が切れてきたら，この時間を記録する。繰り返すことで，自分の集中できる時間がわかる。
- 自分がもっとも集中できる時間帯を探る。日中，邪魔されることなく，作業を実行できる場所や時間，条件を見つける。

ケモブレインはストレス解消が重要

近年，ケモブレインに関する知見が集まることによって，予防という観点からの対策が提案されるようになってきました。ケモブレインの予防と対策には，ストレスを解消することも重要です〔運動とリラクセーション（88頁）参照〕。

24 末梢神経障害（ニューロパチー）

◆ 末梢神経障害

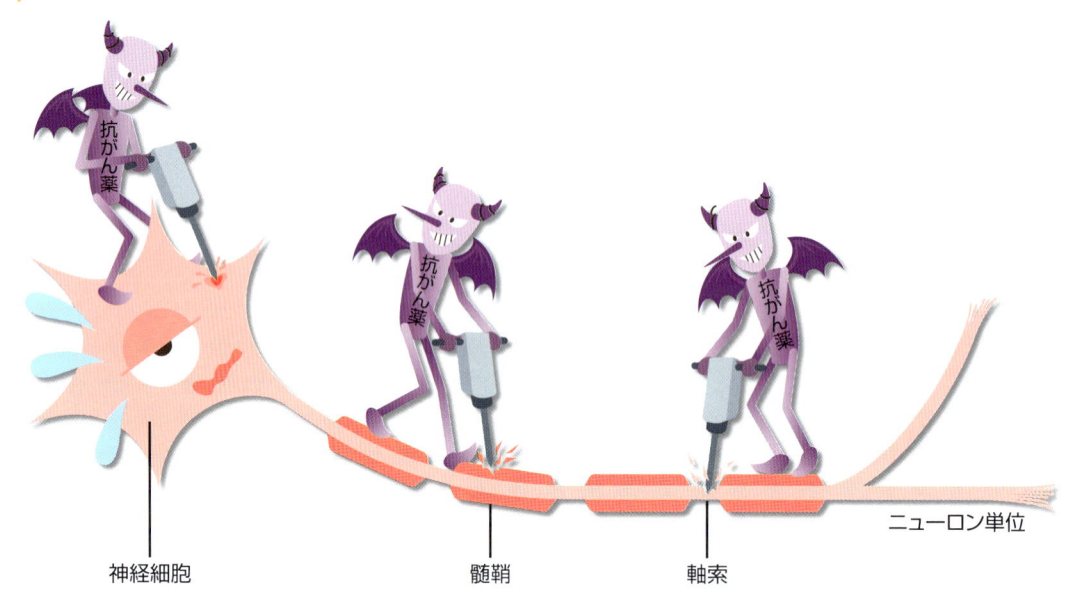

神経細胞　　　髄鞘　　　軸索　　　ニューロン単位

◆ 末梢神経障害の主な症状

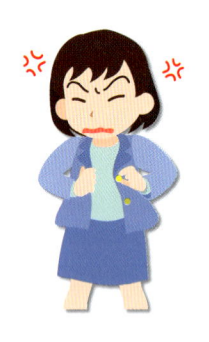

ボタンがかけにくい

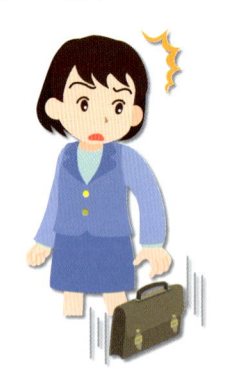

物がうまくつかめない

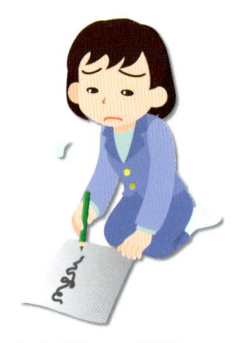

文字がうまく書けない

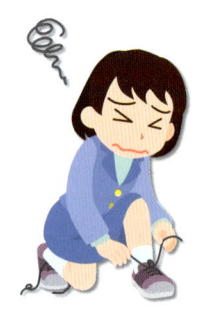

靴がうまく履けない

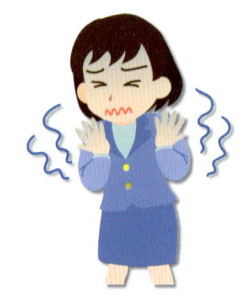

手先・足先のしびれや冷たい感じ

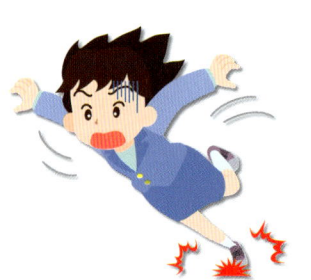

転びやすい

早期発見と予防が重要

　薬剤による末梢神経障害は，手足のしびれや痛みを伴い，知覚麻痺や歩行困難を生じ，ひいては患者のQOLに大きな影響を及ぼし，薬剤の中断にもなりかねません。薬剤の中止が難しい場合もありますが，中止が遅れれば回復までに時間がかかり，あるいは不可逆的になる場合があります。特に有効な治療法がないため，早期発見と予防対策が重要です。

　添付文書に末梢神経障害の記載がある抗がん薬を表に示します。

症状

- ●手先，足先のしびれや冷たい感じ，痛み
- ●ボタンがかけにくい
- ●物がうまくつかめない
- ●手や足の感覚がなくなる，靴がうまく履けない，文字がうまく書けない
- ●歩行時につまずくことが多い，転びやすい
- ●イスから立ち上がれない
- ●階段を昇れない
- ●冷感刺激に敏感になる(オキサリプラチン)

治療法

①薬剤の中止・減量：原因薬剤の中止により多くは回復します。投与薬剤の中止が原則ですが，薬剤の必要性から一律に投与中止が難しい場合があります。

②副作用予防：ビタミンB$_6$製剤の併用，牛車腎気丸（エビデンスははっきりしない）が使用される場合もある

③末梢神経障害に対する対症療法：向神経ビタミンB群（VB$_{1, 6, 12}$）などの製剤，プレガバリン（製品名：リリカ），牛車腎気丸（エビデンスははっきりしない）が使用される場合もある

④疼痛を伴う場合：非ステロイド性消炎鎮痛薬，プレガバリン（製品名：リリカ）など

⑤自分でできること➡しびれている部分を温める，手指の運動，マッサージなど

表　添付文書に末梢神経障害が記載されている主な抗がん薬

・イマチニブメシル酸塩	・テモゾロミド	・ビンクリスチン硫酸塩
・イリノテカン塩酸塩	・ドキソルビシン塩酸塩	・ビンデシン硫酸塩
・カルボプラチン	・ドセタキセル水和物	・フルオロウラシル
・クラドリビン	・トラスツズマブ	・ベバシズマブ
・三酸化ヒ素	・ネダプラチン	・ボルテゾミブ
・シスプラチン	・ネララビン	・リン酸フルダラビン
・シタラビン	・パクリタキセル	

〔厚生労働省：重篤副作用疾患別対応マニュアル（末梢神経障害）平成21年5月より作成〕

患者さんへのアドバイス　症状発現の可能性，症状の特徴を理解し，日常生活を過ごしやすくしましょう。

Point1　症状緩和
- ・マッサージ
- ・症状部分を温める（または冷やす）…症状に応じて
- ・手指の運動

Point2　日常生活の注意
- ・転倒に注意
- ・物を落とさないように注意
- ・やけど，打撲に注意
- ・車の運転時のペダル操作の注意
- ・刃物の取り扱いに注意する
- ・お風呂の温度はご家族にみてもらう
- ・手袋，靴下などで保護する
- ・固い靴を履かない

25 腎障害・出血性膀胱炎

◆ 腎障害の症状

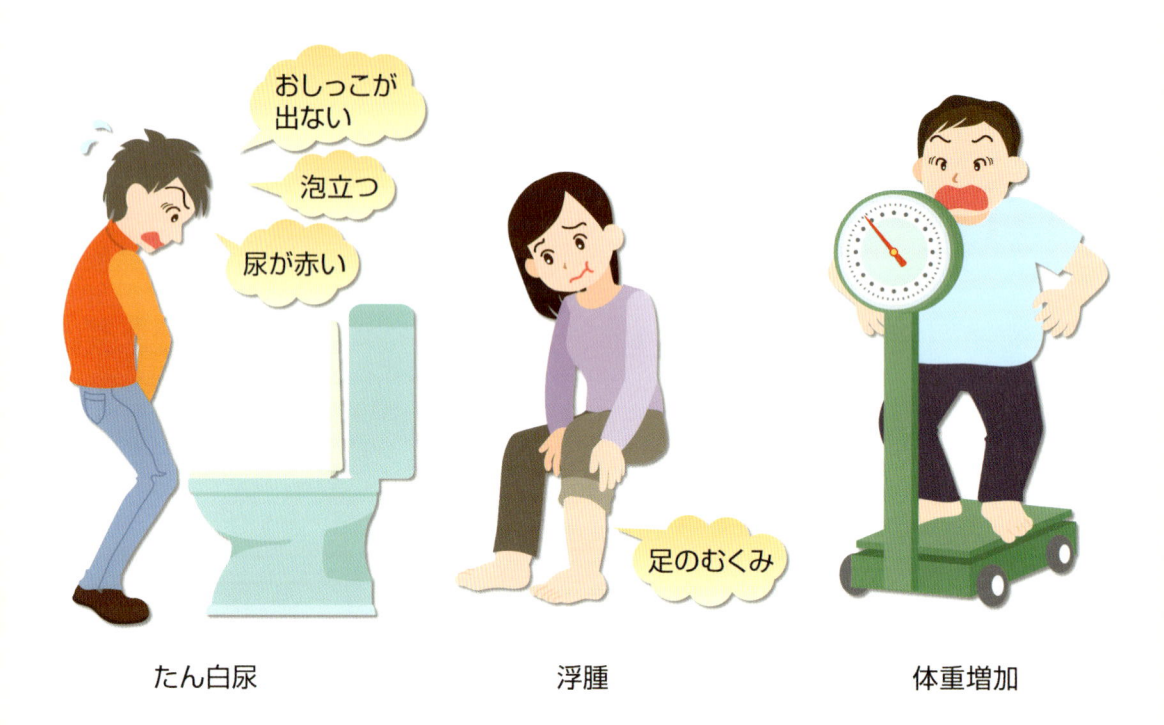

おしっこが出ない

泡立つ

尿が赤い

足のむくみ

たん白尿

浮腫

体重増加

◆ 水分摂取は水または薄いお茶で

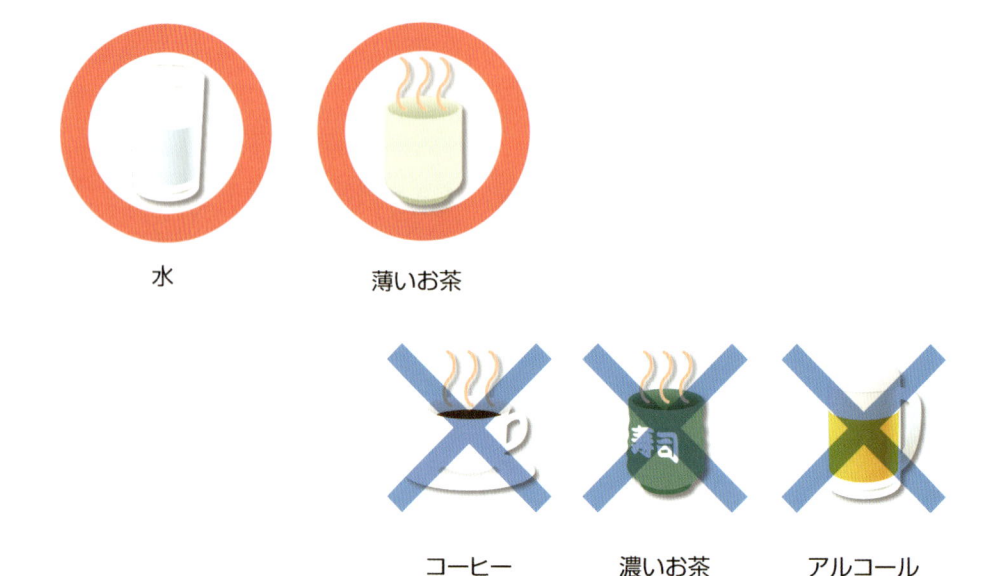

水

薄いお茶

コーヒー

濃いお茶

アルコール

腎臓は大切な排泄臓器

　腎臓は薬の主要な排泄臓器であり，がん化学療法により腎障害を生じることがあります。腎障害が発生すると，体内の老廃物を尿中に排泄できなくなります。また，抗がん薬による直接的作用で膀胱を障害して出血性膀胱炎が発生することがあります。抗がん薬の投与時には，十分な尿量を確保して，腎障害や出血性膀胱炎を予防することが重要です。

腎障害の発生機序

　抗がん薬が関連する腎障害は，抗がん薬による，腎細胞の直接的傷害や，血管新生阻害薬では，腎臓の細胞に栄養を供給する毛細血管の成長を阻害することにより起こると考えられています。しかし，その発生機序は十分に解明されておらず，確立された治療法や治療薬がないのが現状です。可能なかぎりの予防対策と，早期発見による原因薬剤の中止，および十分な水分補給を行うことが重要です。シスプラチンは腎障害の頻度が高い代表的な抗がん薬ですが，十分な嘔吐対策とショートハイドレーションにより，外来で投与することが可能になってきました。

腎障害の症状

　腎障害時の初期症状は体重増加，浮腫，血尿，蛋白尿などです。腎障害が発現した時には対症療法しかなく，重篤な場合には透析も考慮します。

腎障害の予防対策

　腎障害の予防対策は下記のとおりです。
①飲水を励行します（表1）。
②尿量を確保します。尿量が十分確保できない場合や抗がん薬の種類・投与量，患者の状態（飲水不可能）に応じて，十分な輸液と必要時には利尿薬の投与を考慮します。
③腎障害を起こしやすい薬剤の併用には注意します（表2）。

出血性膀胱炎とは

　出血性膀胱炎は，出血を伴って発症する膀胱の炎症で，ウイルス，細菌，薬剤，放射線などが原因となります。抗がん薬による出血性膀胱炎の予防の基本は，尿量を増やすことと尿を膀胱内にとどめないことです。患者の自己管理によるところが大きいため，患者に十分に説明し理解を得ることが重要です。

出血性膀胱炎の発生機序と症状

　抗がん薬のシクロホスファミド，イホスファミドによる出血性膀胱炎は，活性代謝物であるアクロレインが腎から尿中に排泄され，それが直接的に細胞を傷害することで起こります。
　「尿が赤みを帯びる，血が混ざる」，「尿の回数が増える」，「排尿時に痛みがある」，「尿が残っている感じがする」などの症状が現れます。

出血性膀胱炎の予防

　予防には，十分な水分補給と利尿，アクロレインの中和剤メスナの投与があります。尿を膀胱内に滞留させないことが重要であり，①寝る前まで十分に飲水すること，②夜間も一度は膀胱をあけるため排尿すること，③膀胱炎症状を注意深く観察し，症状があれば申し出ることなどを患者に説明して，実行してもらうことが大切です。

表1　飲水の説明例

1. 抗がん薬投与時の1時間前から3日間はできるだけ頻回に少量ずつ，十分な水分（1.5〜2L/日）を摂取し，いつもより排尿回数を増やし，多くの尿が出るようにします
2. 薄いお茶や水などを摂取します。カフェインが含まれる飲み物（コーヒーや濃いお茶，アルコール）は脱水を起こすので避けます
3. 夜間も我慢せずに排尿し，そのときには水分も摂取します

表2　腎障害を起こしやすい主な薬剤

抗がん薬，解熱鎮痛消炎薬，抗リウマチ薬，抗菌薬，インターフェロン製剤，痛風治療薬，造影剤など

26 腫瘍崩壊症候群

◆ 腫瘍崩壊症候群

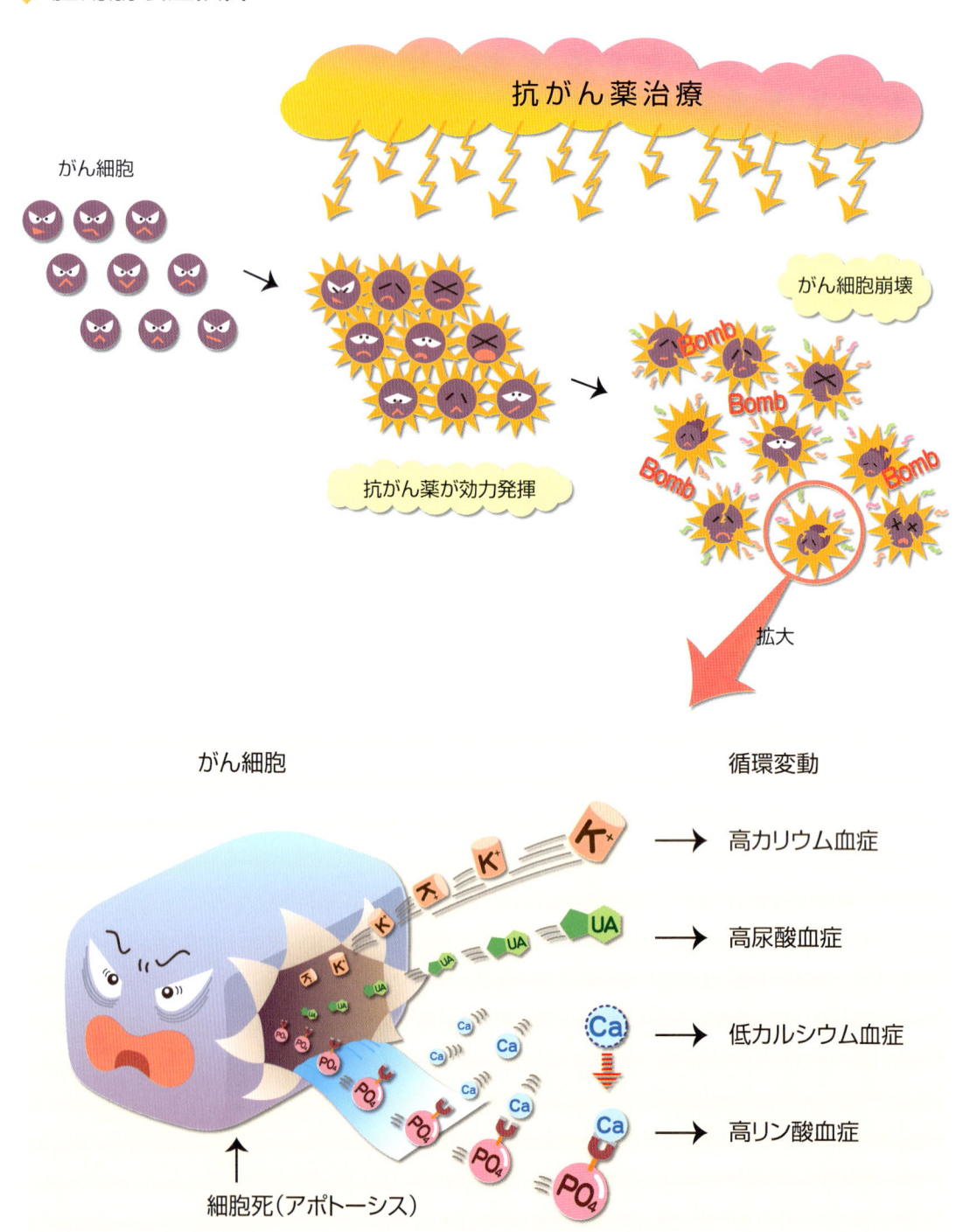

抗がん薬治療

がん細胞

がん細胞崩壊

抗がん薬が効力発揮

拡大

がん細胞

循環変動

K → 高カリウム血症

UA → 高尿酸血症

Ca → 低カルシウム血症

Ca → 高リン酸血症

細胞死（アポトーシス）

腫瘍崩壊症候群とは

　腫瘍崩壊症候群（TLS；tumor lysis syndrome）はオンコロジー・エマージェンシーの代表的な症候群の一つです。悪性腫瘍の治療時，腫瘍が急速に死滅することで，①体内の尿酸が増える，②カリウム，カルシウム，リンなどの電解質バランスが崩れる，③血液が酸性になる，④腎臓からの尿の産生が減少するなどの異常が一気に起こります（イラスト）。

　通常は治療開始後12〜72時間以内にみられます。腫瘍組織量が大きい患者の初回化学療法時には，TLSに対する予防対策を実施します。また，急性腎不全発生時にはTLSも考慮した治療を開始することが必要です。

TLSの発生機序

　TLSは抗がん薬や放射線照射で短時間に大量の腫瘍細胞が崩壊することにより，血流中に核酸，リン酸，カリウムなどの細胞内成分

が放出されて二次的に発生します。おもに急性白血病や非ホジキンリンパ腫などの血液悪性腫瘍の化学療法によって発生しますが，殺細胞効果の高いレジメンや分子標的治療薬投与で固形腫瘍の治療後に発生することもあります。

TLSの症状と予防・治療

　腫瘍細胞の死滅により，大量の尿酸が血中へ放出されて重篤な高尿酸血症を生じます。その結果，腎尿細管に尿酸の結晶が大量に沈着して，急性腎不全を引き起こします。さらに電解質異常も合併すると，致死的な不整脈や痙攣の原因となり，死に至ることもあります。①腫瘍細胞が大きい，②薬剤または放射線に対し感受性が高い場合にTLSのリスクが高くなります。また，脱水，尿量減少，酸性尿，濃縮尿はリスクファクターとなるため，治療前に補正しておきます。TLSの予防と治療を表に示します。

表　TLSの予防と治療

1. 水分負荷・利尿は最も重要な予防対策
　　急激な細胞崩壊により大量に発生した尿酸・リン・カリウムをすみやかに体外に排泄し，尿酸とリン酸カルシウム塩の尿細管内析出を防ぐために，水分負荷と利尿が重要です
2. アロプリノール投与
　　高尿酸血症の予防のため，尿酸の生合成を抑制するアロプリノールを投与します
3. 尿のアルカリ化
　　尿酸の析出を抑制するため，尿酸値が高い時期には尿をアルカリ化します。ただし，高リン血症患者では，強度の尿アルカリ化がリン酸カルシウム沈着を促すので注意する必要があります
4. 高カリウム血症への対処
　　高カリウム血症が著しい場合には，積極的に治療を行います
5. 乳酸アシドーシスの早期診断
6. 尿酸を分解するラスブリカーゼ（商品名：ラスリテック）投与
7. 透析の適応

患者さんへのアドバイス　水分補給をしっかりしましょう。

・点滴開始から3日間は水分をしっかり補給します
・点滴開始後12〜72時間以内に尿量が減ったことに気づいたら，医療者に報告しましょう

27 心障害

◆ 心障害の発生機序

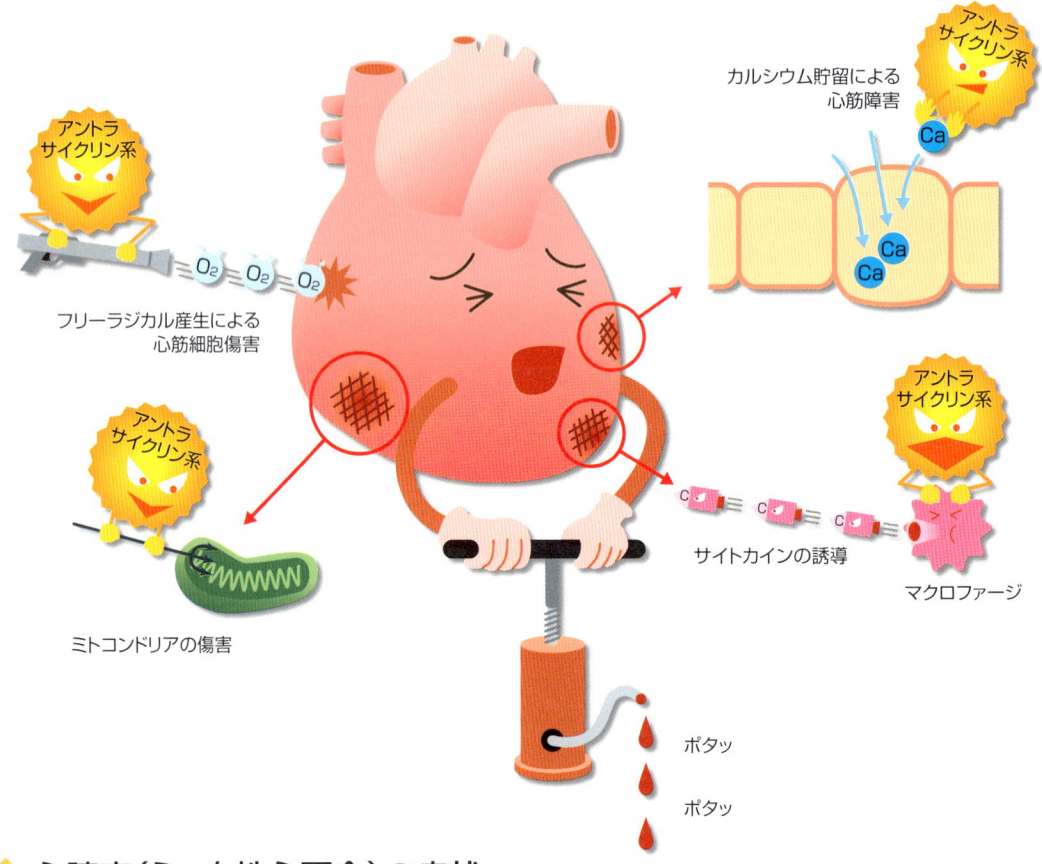

アントラサイクリン系

カルシウム貯留による心筋障害

Ca

フリーラジカル産生による心筋細胞傷害

O₂ O₂ O₂

アントラサイクリン系

ミトコンドリアの傷害

アントラサイクリン系

サイトカインの誘導

マクロファージ

アントラサイクリン系

ポタッ

ポタッ

◆ 心障害（うっ血性心不全）の症状

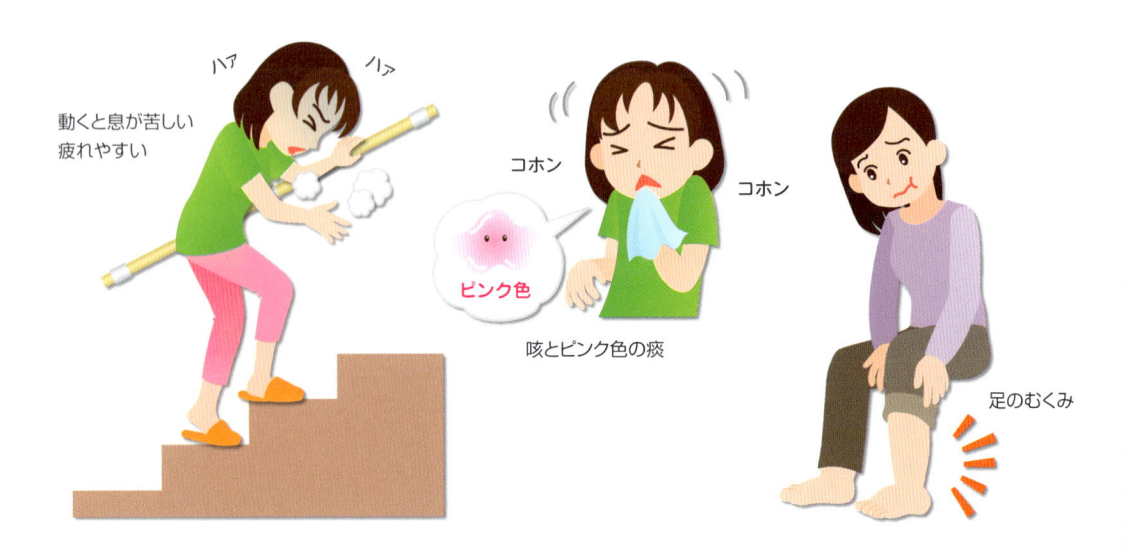

ハア　ハア

動くと息が苦しい
疲れやすい

コホン　コホン

ピンク色

咳とピンク色の痰

足のむくみ

■アントラサイクリン系抗がん薬に注意

　抗がん薬による心障害には，心筋障害，心不全，心筋虚血，不整脈などがあります。アントラサイクリン系抗がん薬では特に心筋障害を起こしやすく注意が必要で，ドキソルビシン，エピルビシン，ダウノルビシンは心毒性が用量制限毒性（DLT；dose limiting toxicity）です。治療前の心機能評価，投与中のモニタリングなど慎重な経過観察が重要です。

■心障害の発生機序

　心障害の発生機序は，①フリーラジカル，活性酸素生成による心筋障害，②心筋細胞のミトコンドリアの障害，③細胞内のカルシウム貯留による心筋障害，④サイトカイン，カテコラミンの影響など（イラスト）が考えられていますが，十分解明されていません。累積毒性はアントラサイクリン系に特有です。

①急性毒性（心膜炎，心筋炎，不整脈など）：投与数時間後～数日以内に発生します。投与量に相関性はなく，ほとんど可逆的です。

②慢性毒性（心筋症，うっ血性心不全など）：投与数カ月後～数年に発生します。心筋に累積した抗がん薬の総投与量に相関し，非可逆的で重篤になりやすいことが知られています。

■心障害のリスク因子と症状

　心障害のリスク因子には，①累積投与量（アントラサイクリン系薬，マイトマイシン），②1日または1コース総投与量（シクロホスファミド，イホスファミド，5-FU），③投与速度（アントラサイクリン系薬，5-FU），④投与期間（アントラサイクリン系薬），⑤アントラサイクリン系薬の投与歴，⑥心疾患とその既往，⑦縦隔照射，⑧心毒性物質の最近の投与，⑨年齢，⑩女性，⑪電解質異常（低カリウム／マグネシウム血症）などがあります。

　心障害の症状には「動くと息が苦しい」，「空咳」，「足がむくむ」，「胸が痛い」「脈拍が速くなる」などがありますが，初期症状は軽微であることも多く，リスクを認識して積極的にモニタリングすることが重要です。

■アントラサイクリン系抗がん薬の心障害に対する注意点

①心障害の発生リスクは用量依存性のため，総投与量の管理が必要です（表）。

②トラスツズマブとの併用で心障害増加の報告があり，併用には厳重な注意が必要です。

③パクリタキセルとドキソルビシン併用では，ドキソルビシンを先に投与します（パクリタキセルを先に投与すると，ドキソルビシンのクリアランス低下で血中濃度が上昇）。

④投与前の左胸部あるいは縦隔への放射線照射の治療歴のある患者，心機能異常またはその既往歴を有する患者，小児・高齢者，高濃度の化学療法を実施した患者では抗がん薬投与の可否について確認します。

表　アントラサイクリン系抗がん薬の総投与量の上限

一般名	主な商品名	総投与量
ドキソルビシン	アドリアシン	$500mg/m^2$以下
エピルビシン	ファルモルビシン	$900mg/m^2$以下
ピラルビシン	ピノルビン，テラルビシン	$950mg/m^2$以下
イダルビシン	イダマイシン	$120mg/m^2$以下
ミトキサントロン	ノバントロン	$160mg/m^2$以下
ダウノルビシン	ダウノマイシン	$25mg/kg$以下

※総投与量の上限以下でも心障害が発生することもあります。

28 がん化学療法と生殖機能障害

◆ 抗がん薬による生殖機能への影響（男性）

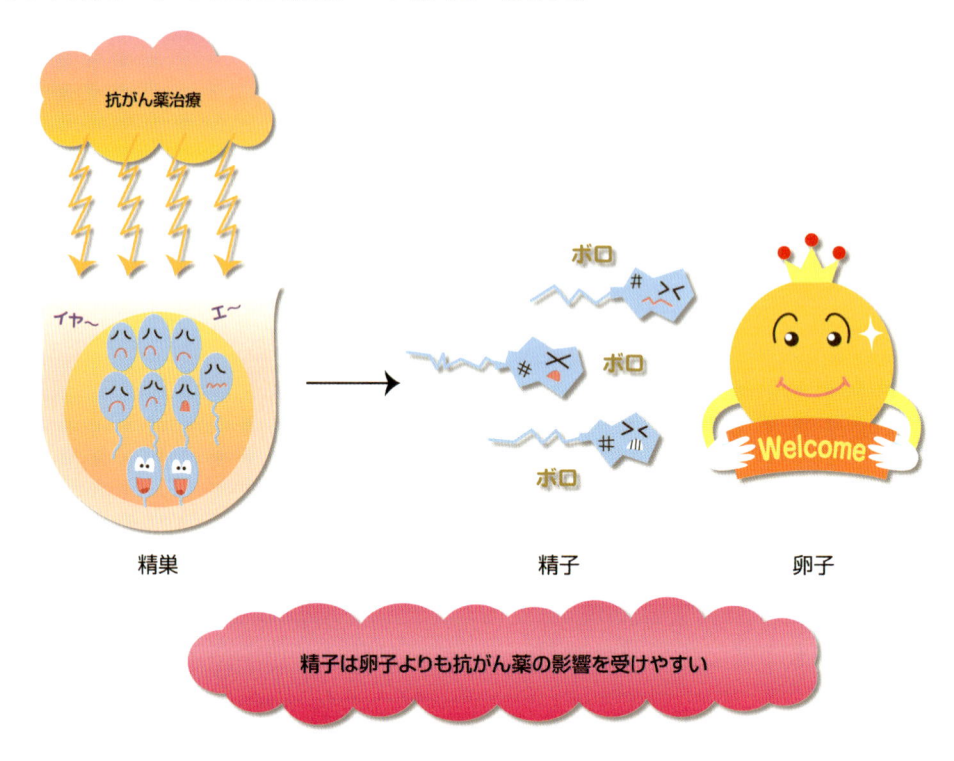

精巣 　　精子 　　卵子

精子は卵子よりも抗がん薬の影響を受けやすい

◆ 抗がん薬による生殖機能への影響（女性）

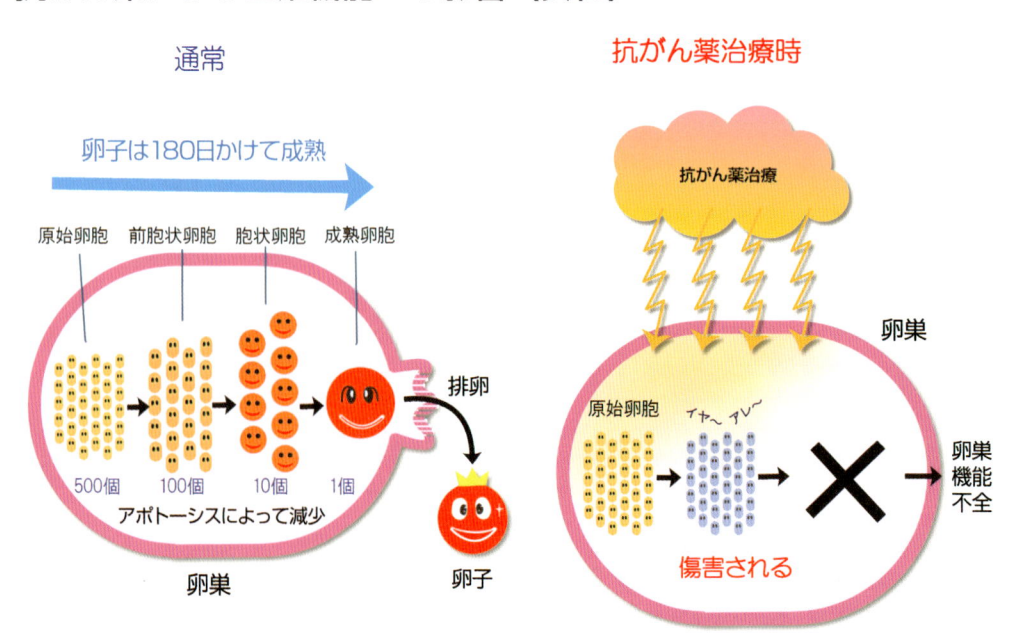

通常

抗がん薬治療時

卵子は180日かけて成熟

原始卵胞　前胞状卵胞　胞状卵胞　成熟卵胞

500個　100個　10個　1個

アポトーシスによって減少

卵巣

排卵

卵子

原始卵胞

卵巣

傷害される

卵巣機能不全

がん治療と妊孕性

妊孕性とは，妊娠するための力のことです。がん治療が生殖機能に影響し，妊孕性が失われることがあります。

薬物治療による生殖機能の影響には，一時的な場合と永久的な場合があります。また，病状や使用する薬剤，年齢によって生殖機能への影響の程度は異なります。

薬剤は胎児に影響を及ぼすため，治療中は必ず避妊します。また，治療終了後も使用した抗がん薬の種類によっては一定期間避妊することが推奨されます。

男性の生殖機能への影響

精巣は，殺細胞性抗がん薬に対する感受性が高い臓器です。薬によって，精巣の萎縮，無精子症，不妊などをもたらします。無精子症になった場合でも，薬剤の種類によっては治療後約2年で精子の出現がみられます。しかし，アルキル化薬やシスプラチンは，造精機能に影響を与えるため，精子形成の回復は難しいです。分子標的薬の生殖機能への影響は不明です。また，患者年齢が重要な因子であり，成人精巣の胚上皮は学童前期の精巣よりも影響を受けやすいといわれています。

女性の生殖機能への影響

殺細胞性抗がん薬による卵巣への影響は，卵巣内に存在する原始卵胞に対する傷害です。その結果起こる，稀発月経，無月経や無排卵症などの卵巣機能不全は化学療法誘発性無月経と称されており，発症頻度は20〜100％です。特にシクロホスファミドなどのアルキル化薬は，生殖機能に影響します。女性の場合，年齢とともに卵子の老化や原始卵胞の数の減少に大きく依存します。そのため，治療終了後に自然妊娠する可能性は予測ができません。ただし，治療終了後に妊娠した場合，子どもに対する毒性リスクはありません。

がん治療と妊孕性温存

妊孕性温存とは，将来妊娠の可能性が消失

しないように生殖能力を温存することです。将来の妊娠のために，がん治療を始める前に生殖補助医療（assisted reproductive technology；ART）を受けることができます。生殖補助医療は，一般的に不妊治療と呼ばれる治療です。実際に生殖医療を選択するかは，がんの種類と進行度，薬剤の種類と開始時期，治療開始時の年齢，配偶者の有無などによって決まります。しかし，原疾患の治療が最優先事項です。また，家族やパートナーも含め慎重に検討することが大切です。

生殖補助医療は保険適応ではないので，費用は全額自己負担となり，受診する医療機関によって異なります。

男性の妊孕性温存

射精が可能であれば精子を凍結保存する方法が最も一般的です。日本生殖医学会は2006年9月に「精子の凍結保存について」に関するガイドラインを発表しています。

残念ながら，思春期前の男児の場合で確立された妊孕性温存の方法はありません。しかし，一部の施設では，精巣内にある精子を採取する方法もあります（精巣内精子採取術）。

女性の妊孕性温存

女性がん患者の妊孕性温存治療には，①卵子凍結，②受精卵凍結（胚凍結），③卵巣組織凍結の3つの選択肢が挙げられます。卵子凍結と受精卵凍結は安全性や有効性で確立した手法になっていますが，将来の妊娠や出産を約束するものではありません。パートナーがいない場合には卵子の凍結保存を検討します。パートナーがいる場合は受精卵の凍結保存が勧められます。卵巣組織の凍結は研究段階です。そのため，実施できる施設は限られています。日本がん・生殖医療学会のホームページ（http://www.j-sfp.org/index.html）を参考にしてください。

文献

1）鈴木直，他・編：ヘルスケアプロバイダーのためのがん・生殖医療：イラストとQ＆Aでわかる患者・家族説明にそのまま使える．メディカ出版，2019.
2）日本癌治療学会：小児思春期，若年がん患者の妊孕性温存に関する診療ガイドライン2017年版．金原出版，2017.

がん化学療法と生殖機能障害

29 アカシジア

◆ アカシジアの症状

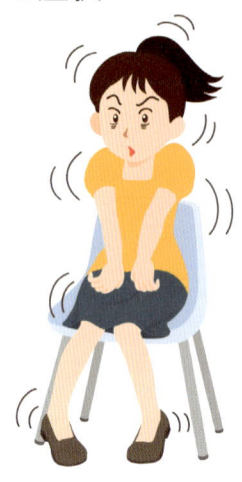

じっと座っていられない
足を落ちつきなく揺らす

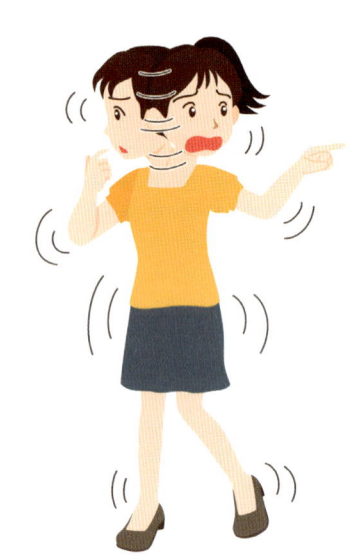

絶えず歩き回る

◆ ジスキネジアの症状

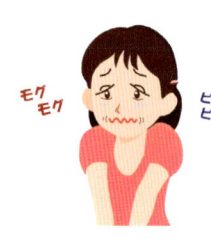

モグモグ　ピチャピチャ

口が動いて
止まらない

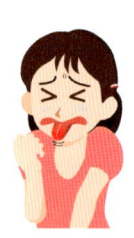

舌の異常な運動

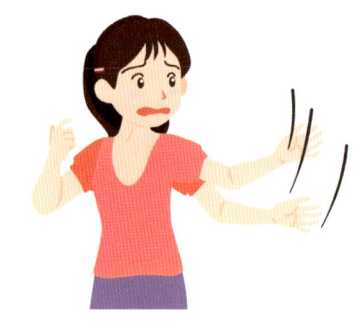

手足が勝手に動く

患者さんへの アドバイス

薬を服用し，次のような症状がみられた場合には，自己判断で服用を中止したり放置したりせずに，早急に医師や薬剤師に連絡してください。自己判断で服用を中止すると，さらに重篤な症状が出現する場合があります。

- 体や足がソワソワしたりイライラして，じっと座ったり，横になったりできず，動きたくなる
- じっとしていられず，歩きたくなる
- 体や足を動かしたくなる
- 足がむずむずする感じ
- じっと立ってもいられず，足踏みしたくなる　など

　また，患者さんのご家族もこのような症状や，「貧乏揺すり」，「ベッド上での体動の繰り返し」，「理由なくイライラと歩き回る」などに気づいた場合には，薬の副作用の可能性があるので，すぐに医療者に相談してください。

薬剤誘発性アカシジアとは

アカシジア（akathisia）は静座不能症と訳され，座ったままでじっとしていられず，そわそわと動き回るという特徴があります。薬剤によって起こるアカシジアを薬剤誘発性アカシジアといいます。原因薬は抗精神病薬によるものが多いのですが，抗うつ薬や制吐剤，H$_2$ブロッカーなどの薬剤によっても起こります。多くの場合，服用を始めて数日後に出現しますが，数カ月間以上同じ薬を飲み続けた後に出現する場合もあります。アカシジアを経験する患者はしばしば妄想や不安に陥り，QOLに大きく影響します。

アカシジアの症状は，「座ったままでいられない」，「じっとしていられない」，「下肢のむずむず感」，「灼熱感」，「下肢の絶え間ない動き，足踏み」，「姿勢の頻繁な変更」などがみられ，落ち着かずに廊下を往復したり，長時間歩き回ったりすることもあります。

アカシジアに似た錐体外路症状の「ジスキネジア」があります。アカシジアは「静座不能」という言葉どおり，じっとしているのが困難な症状が特徴的です。一方，ジスキネジアはもともと「運動障害」を意味し，口周辺や舌の異常な運動，舌のもつれ，手足が勝手に動くなどの症状が特徴的です。

がん患者と薬剤誘発性アカシジア

がんの緩和ケアで使用する抗ドパミン作用を有する中枢性制吐薬で，薬剤性アカシジアを起こす例が報告されています。薬剤性アカシジアは抗精神病薬以外に，抗ドパミン作用を有する制吐薬，SSRI製剤，カルシウム拮抗薬などの降圧薬，H$_2$ブロッカーなどでも報告があります。がん患者では30～40％に

不安・抑うつなどの適応障害が起こるといわれており，患者の症状が薬剤性アカシジアか，がん患者にみられる精神症状かの鑑別が必要です。

アカシジアの症状が比較的軽度の不安・焦燥感の場合は，がん患者によくみられる不定愁訴や精神症状として見過ごされるおそれがあります。がん患者では身体的苦痛や精神的苦痛を緩和するために多種の薬剤が使用されることが多く，薬剤の副作用によるアカシジアを念頭においた対応が必要です。

薬剤誘発性アカシジアの治療は原因薬物の減量・中止が原則です。対症療法として抗コリン薬，β遮断薬，ベンゾジアゼピン系抗不安薬などが用いられます。

アカシジアの早期発見と早期対応のポイント

アカシジアの症状は日常生活に直接影響することが少なく，軽いときは見過ごされることも多いですが，原因となる可能性のある薬剤の服用中は，前述したような症状が出現していないか注意をしておくことが大切です。特に高齢者では，「よくあることだから」と見過ごしがちです。アカシジアの症状が疑われる場合は，主治医に相談します。

アカシジアの自覚症状は，歩行や運動によって軽減されることが大きな特徴です。またアカシジアのために，夜間に寝つきにくいといった不眠症を伴うこともあります。アカシジアの状態がある人に，「気持ちと身体のどちらがソワソワしますか」と質問すると，多くは「身体がソワソワします」と答えます。これは大切なアカシジアの発見法のひとつと考えられます。アカシジアは，当人にはきわめて不快な症状であり，早急な対応が必要です。

◆ 顎骨壊死と歯科医師

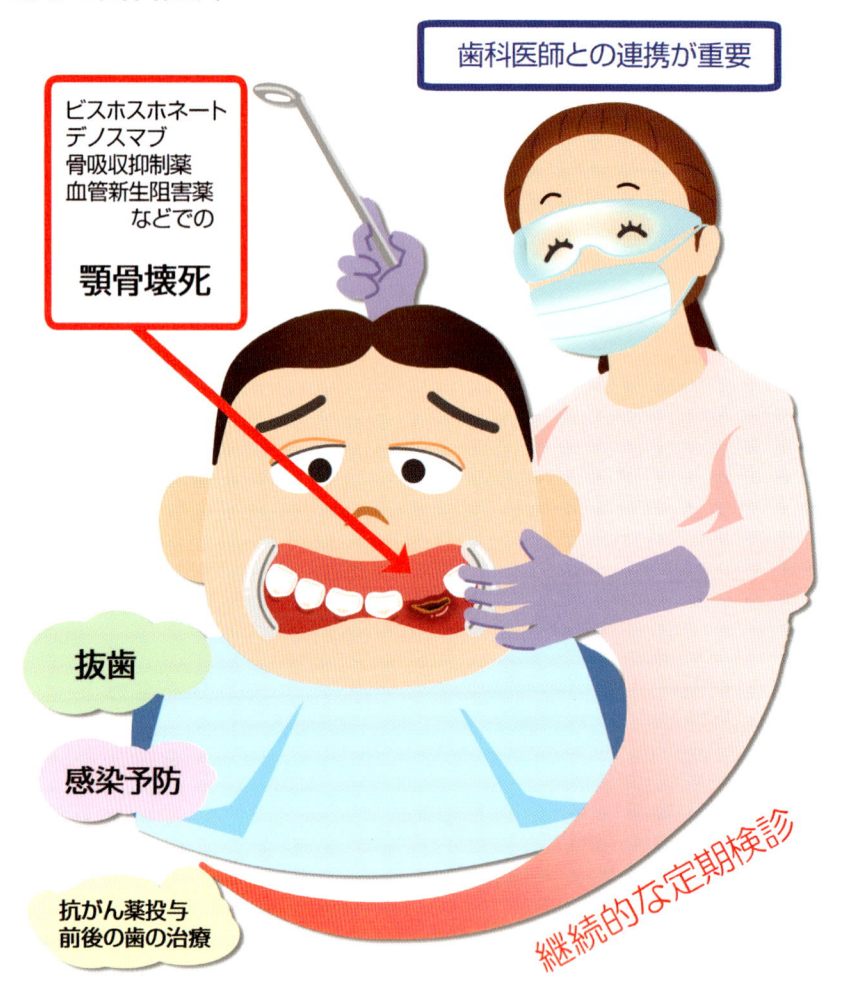

歯科医師との連携が重要

ビスホスホネート
デノスマブ
骨吸収抑制薬
血管新生阻害薬
などでの

顎骨壊死

抜歯

感染予防

抗がん薬投与
前後の歯の治療

継続的な定期検診

患者さんへの アドバイス — 骨吸収抑制薬を開始する患者への予防的アドバイス

- 健康的な食事をとる。スナック菓子や甘い飲み物を減らす
- 口腔衛生を維持する
- フッ化物練り歯磨きおよびフッ化物配合洗口剤を使用する
- 禁煙
- アルコール摂取を制限する
- 定期的な歯科チェック
- 口腔内の骨の露出，歯がぐらぐらする，口腔内の傷が治りにくい，膿，チクチクする感覚，しびれまたは感覚の変化，痛みまたは腫れなどの症状があれば，できるだけ早く医療従事者に報告する

〔Br Dent J. 222（12）：930, 2017より一部作成〕

顎骨壊死とは

　2003年，骨粗鬆症やがんの骨転移の患者の治療に広く用いられるビスホスホネート（BP）製剤の副作用として難治性の顎関節壊死（BRONJ）が報告されました。当初，BRONJは，BP注射薬の高用量投与によって生じると考えられましたが，低用量投与でも無視できない頻度で発症することが明らかとなりました。また，BPとは異なる作用機序で骨吸収抑制作用を示す抗RANKL抗体製剤であるデノスマブによる顎骨壊死（DRONJ）も報告され，BRONJとDRONJを合わせて骨吸収抑制薬関連顎骨壊死（ARONJ）と呼ばれています。

　さらに，近年ではARONJだけでなく，血管新生阻害薬やチロシンキナーゼ阻害薬のような分子標的薬による顎骨壊死も含めた薬剤関連顎骨壊死（MRONJ）へと疾患概念が拡大しています（図）。

ARONJの診断

　2016年，日本骨代謝学会，日本骨粗鬆症学会，日本歯科放射線学会，日本歯周病学会，日本口腔外科学会，日本臨床口腔病理学会の6学会が合同して作成した「骨吸収抑制

薬関連顎骨壊死の病態と管理：顎骨壊死検討委員会ポジションペーパー2016」が公開されました。このポジションペーパーで，ARONJの診断基準や臨床症状，ステージングを示しています（表1）。

ARONJ予防のための口腔ケアの重要性

　骨吸収抑制薬や血管新生阻害薬による治療を開始しようとしている患者や家族には，ARONJやMRONJの発症リスクについて情報提供することが重要ですが，発症リスクは小さいことも伝えておく必要があります（表2）。さらに，患者自身が口腔ケアを実行できるよう，予防的アドバイスを提供することも重要です。

表1　ARONJ 診断基準

1) BPまたはデノスマブによる治療歴がある。
2) 顎骨への放射線照射歴がない。また骨病変が顎骨へのがん転移ではないことが確認できる。
3) 医療従事者が指摘してから8週間以上持続して，口腔・顎・顔面領域に骨露出を認める，または口腔内，あるいは口腔外の瘻孔から触知できる骨を8週間以上認める。ただしステージ0に対してはこの基準は適用されない。

表2　ARONJ 発生率

1) **骨粗鬆症患者**
①BP治療患者
　　経口投与　1.04～69人/10万人
　　静注投与　0～90/10万人
　　窒素含有BP治療を受けている骨粗鬆症患者のONJ発生率は0.001～0.01%
②デノスマブ治療患者　0～30.2人/10万人
2) **がん患者**
ゾレドロン酸治療患者（注射BP製剤）　1.3%
デノスマブ治療患者　1.8%
3) **わが国におけるARONJ発生**
①BRONJ
　　2006～2008年：263例
　　2011～2013年：4,797例
②DRONJ（がん患者）
　　2012～2015年：120例

〔顎骨壊死検討委員会：骨吸収抑制薬関連顎骨壊死の病態と管理：顎骨壊死検討委員会ポジションペーパー2016より引用〕

現在，MRONJはまだ一般的ではなく，顎骨壊死はARONJを指すことが多い。

図　BRONJ，DRONJ，ARONJ，MRONJ の位置づけ

31 がん関連疲労（CRF）

◆ がん関連疲労の症状

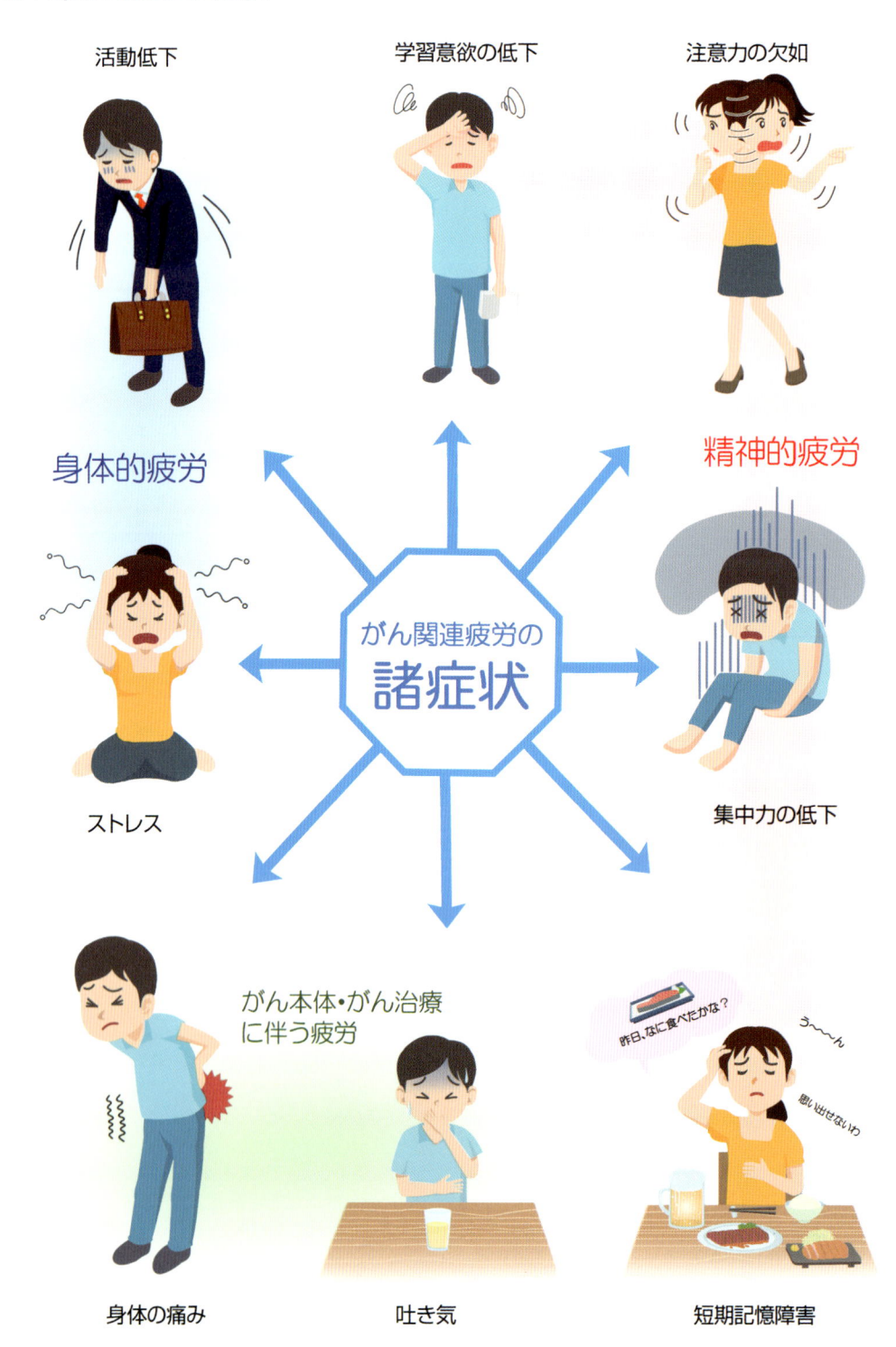

活動低下　　　学習意欲の低下　　　注意力の欠如

身体的疲労　　　　　　　　　　　精神的疲労

がん関連疲労の **諸症状**

ストレス　　　　　　　　　　集中力の低下

がん本体・がん治療に伴う疲労

昨日、なに食べたかな？　う～～ん　思い出せないわ

身体の痛み　　　吐き気　　　短期記憶障害

3

CRFとは

　がんに関係する疲労感は，がん治療中やがん治療終了後の患者が経験する最も頻度の高い症状です。がん関連疲労(cancer-related fatigue；CRF)は，「がんまたはがんに関連した，つらさを伴う持続的，主観的な疲労感または消耗感」と定義され，がん患者のQOLに大きく影響します。

　CRFの最も一般的な症状には，身体的疲労（活動低下，怠惰，およびストレス）と精神的疲労（注意力の低下，集中力低下，学習意欲低下，短期記憶障害）があります。また，がん自体およびがん治療による疼痛および悪心・嘔吐を伴うことがあります。これらの症状は高齢の患者より若年の患者に高頻度で，また，男性患者よりも女性患者で頻度が高いと考えられています。

　CRFは身体的，精神的，心理的な影響を及ぼし，がん患者の70〜100％が経験するという報告があり，がん対策の重要な課題の1つです。

CRFの原因とメカニズム

　CRFは，がん自体や，薬物治療や放射線治療などのがん治療，貧血やうつ病など合併するさまざまな疾患が原因になり得ます。また，複数の要因が疲労と関連することもあり，疲労感の正確な原因を特定することは困難です（表1）。

表1　CRFの要因

- がんによる直接的な疲労
- 苦痛（痛み・不安・抑うつ）
- 身体機能の変化（活動の低下，身体機能の低下）
- 貧血
- 睡眠障害
- 栄養バランスの悪化
- 抗がん治療の影響（手術，化学療法，放射線治療，骨髄移植，免疫療法，ホルモン療法）
- 薬剤（抗ヒスタミン薬，抗うつ薬，麻薬，抗悪心薬など）
　…など

　CRFは一般的な疲労感とはメカニズムが異なることが判明し，研究が進みつつありますが，詳細は未解明です。CRFのメカニズムとして，セロトニン調節障害仮説，視床下部─下垂体軸機能不全仮説，迷走神経求心性仮説，筋肉代謝仮説などがあります（表2）。

CRF対策

　自身の疲労感を記録して医療従事者と共有することも対策になります。例えば，最大の疲労感が10とすれば今日はどの程度かを，my Jornalに記録し，その記録を医療従事者に伝えることが，疲労の原因と，生活の質を改善する方法を見つけることに役立ちます。また，研究によりCRF対策の方法が提案されています（巻末資料127頁参照）。

表2　がん関連疲労のメカニズム（仮説）

- セロトニン調節障害仮説：がんやがん治療に伴い脳内の一部で血中セロトニン濃度が上昇する。5-HT受容体の活性化により体性運動野の興奮が抑制され視床下部─下垂体軸に影響し，身体活動の低下と疲労が起きる。
- 視床下部─下垂体軸機能不全仮説：がんやがん治療自体が，直接的・間接的に視床下部─下垂体軸に影響を及ぼし疲労感を引き起こす。
- 迷走神経求心性仮説：がんやがん治療により，神経伝達物質の放出により迷走神経求心性刺激が高まり，体性運動野の抑制により疲労が起きる。
- 筋肉代謝仮説：がんやがん治療により，ATP（アデノシン三リン酸）新生が欠乏し，エネルギー不足となり疲労が起きる。

がん関連疲労（CRF）

32

免疫チェックポイント阻害薬による副作用

◆ 免疫チェックポイント阻害薬による副作用

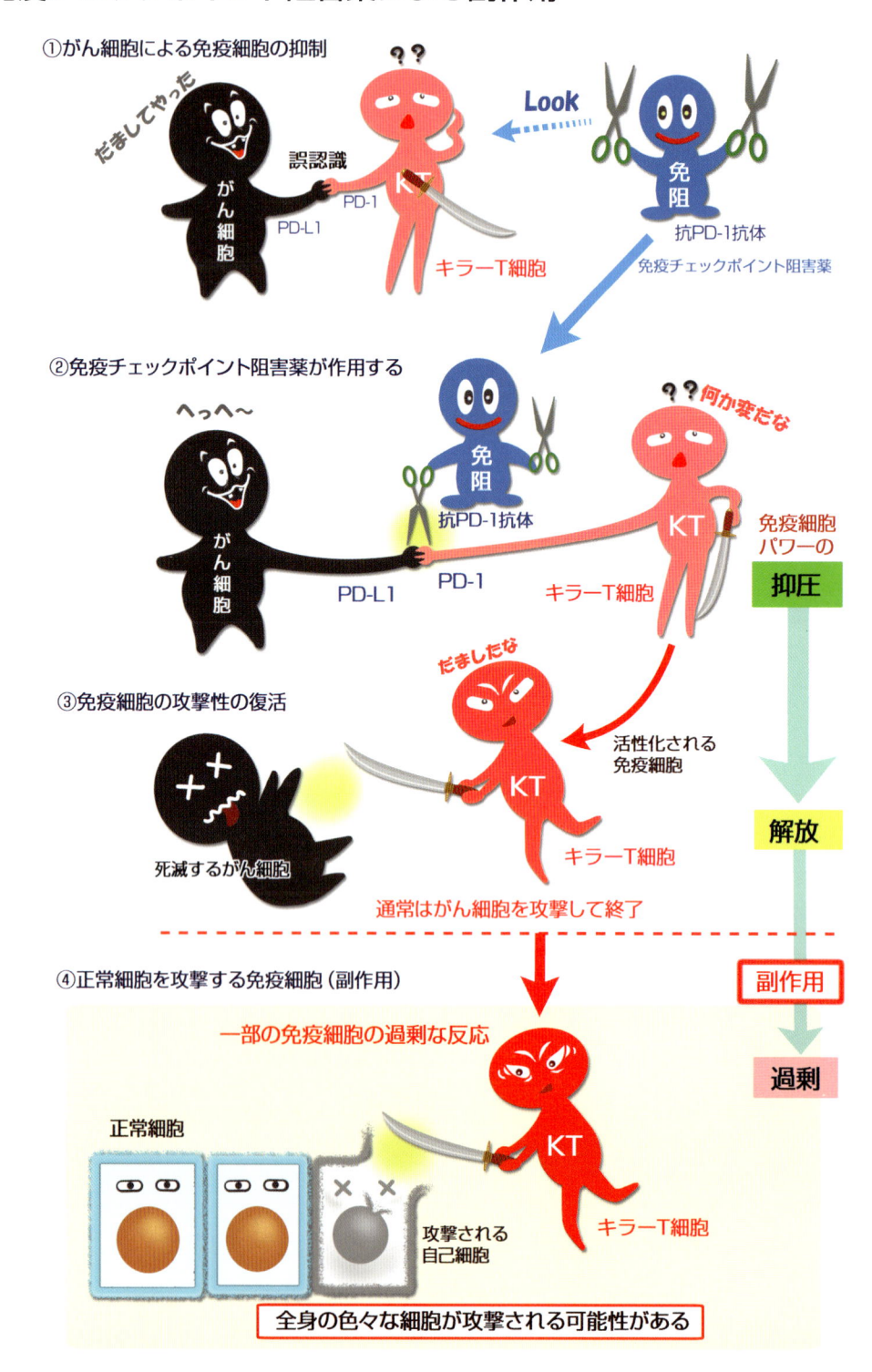

①がん細胞による免疫細胞の抑制

だましてやった
がん細胞
PD-L1
誤認識
PD-1
キラーT細胞
Look
免阻
抗PD-1抗体
免疫チェックポイント阻害薬

②免疫チェックポイント阻害薬が作用する

へっへ〜
がん細胞
PD-L1
免阻
抗PD-1抗体
PD-1
キラーT細胞
何か変だな
免疫細胞パワーの
抑圧

③免疫細胞の攻撃性の復活

だましたな
活性化される免疫細胞
KT
キラーT細胞
死滅するがん細胞
解放

通常はがん細胞を攻撃して終了

副作用

④正常細胞を攻撃する免疫細胞（副作用）

一部の免疫細胞の過剰な反応
過剰

正常細胞
攻撃される自己細胞
KT
キラーT細胞

全身の色々な細胞が攻撃される可能性がある

免疫チェックポイント阻害薬

　免疫チェックポイント阻害薬は，がん細胞による免疫のブレーキを解除して，免疫細胞の働きを再び活発にすることで，がん細胞を攻撃できるようにする薬です。他の抗がん薬が，直接的にがん細胞を攻撃するのとは異なり，免疫チェックポイント阻害薬は，患者の免疫機構に作用して抗がん効果を発揮します。そのため，従来の抗がん薬とは違った種類の副作用を引き起こします。

免疫チェックポイント阻害薬の副作用

　免疫チェックポイント阻害薬によりブレーキが解除された免疫機構は，がん細胞を攻撃するだけではなく，正常に機能している臓器や組織を攻撃する場合があり，このことにより副作用が起こります（表）。このような副作用は自己免疫疾患に似た症状を引き起こし，免疫関連副作用（immune-related adverse event；irAE）と呼ばれます。従来の抗がん薬の副作用とは，その種類も起こる時期も異なり，全身の臓器に炎症性の免疫反応を引き起こす可能性があります。安全に治療を行うためには患者自身が副作用に気づい

表　免疫チェックポイント阻害薬による発現が報告されている免疫反応

- 脳炎
- 肝機能障害，肝炎，硬化性胆管炎
- 大腸炎，重度の下痢
- 腎障害
- 副腎障害
- 重度の皮膚障害
- 免疫性血小板減少性紫斑病
- 甲状腺機能障害
- 間質性肺疾患
- 重症筋無力症，心筋炎，筋炎，横紋筋融解症
- 1型糖尿病
- 神経障害
- 静脈血栓塞栓症
- インフュージョン・リアクション

て，必要なときには医療機関を受診するなど適切に対処できることがとても大切です。

文献

1) MBrahmer JR, et al：J Clin Oncol, 36(17)：1714-1768, 2018
2) NCCN：understanding immunotherapy side effects（https://www.nccn.org/images/pdf/Immunotherapy_Infographic.pdf）
3) 小野薬品工業株式会社：オプジーボ メディカルスタッフ用マネジメントブック（2017年）

患者さんへのアドバイス

免疫チェックポイント阻害薬の副作用

- 特定の臓器のがんの治療に免疫チェックポイント阻害薬を使っている場合でも，副作用は全身に現れる可能性があります。
- 副作用が現れる時期は，治療開始後すぐの場合，治療が終了してから数カ月内，さらにその後など，さまざまです。
- 副作用の多くは，他の原因でも起きる可能性があります。医療機関を受診するときには，免疫チェックポイント阻害薬で現在治療していること，または過去に治療していたことを必ず伝える必要があります。
- 複数の免疫チェックポイント阻害薬を使用すると，副作用が起こりやすくなります。
- 副作用症状に気づいたとき，いつもと違う感じがするときには，速やかに受診する必要があります。
- ほとんどの場合，副作用は治療が可能です。重症化を防ぐためには，早期に発見して治療を開始することが大切です。
- まれではありますが，早期に対処しないと重篤な副作用により生命が脅かされることがあります。

免疫チェックポイント阻害薬による副作用

33 がんの痛みについて

◆ 痛みがないとき（健常人）

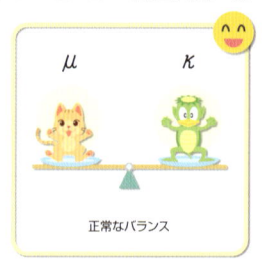

正常なバランス

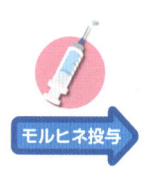

モルヒネ投与

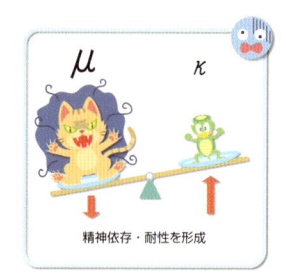

精神依存・耐性を形成

◆ 痛みがあるとき（痛みがひどい人）

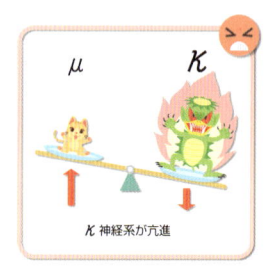

κ 神経系が亢進

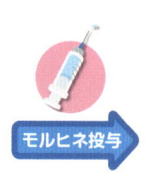

モルヒネ投与

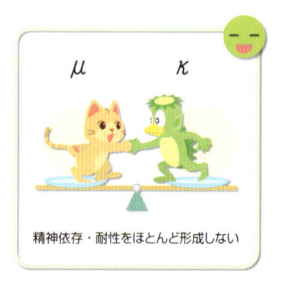

精神依存・耐性をほとんど形成しない

◆ 痛みと閾値の関係

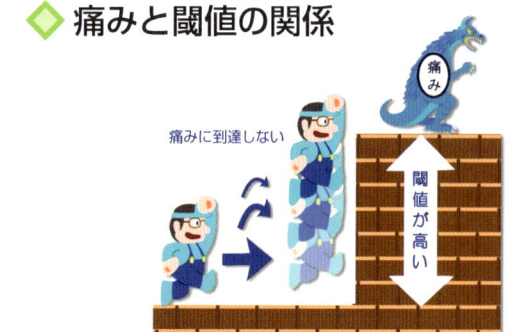

痛みの閾値が高い時（痛まない）

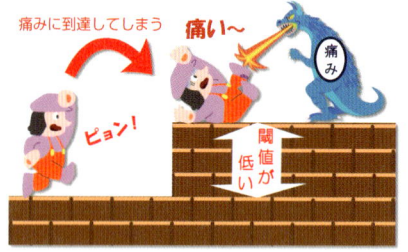

痛みの閾値が低い時（痛む）

患者さんへの アドバイス　麻薬の誤解を解き，遠慮せずに痛みを伝えることが重要です。

Point1　誤解を解く
① 麻薬中毒にはならない　　　　　　② 使用量に天井が無く増量できる
③ 精神的におかしくなることはない　④ 麻薬は最後の薬ではない

Point2　いまの痛みを伝える（昨日と比べて変わったこと）
① いつ頃から（1時間前から，昨日から，1週間前から，1カ月前から…）
② どこが（頭が，胸が，腹全体が，下腹が，腰が…）
③ どうしたら（立ち上がったら，寝返りをしたら，ずっと痛い…）
④ どんなふうに（ずきずき，重苦しく，針で刺されるように，ピリピリ…）
⑤ どのくらい（眠れないくらい，歩けないくらい，何も考えられないくらい…）

がんの痛みはとれる

　がんの痛みは治療できる症状であり，痛みの治療は，手術や抗がん薬治療，放射線治療などと同じく，大切ながん治療の一つです。がん患者の痛みは，がんそのものの痛みだけではなく，がんの治療による痛み，がん以外の痛み（骨折，褥瘡など）など，原因はさまざまです。痛みがあると，気力や意欲を失う，眠れない，食欲がない，自分のしたいことができなくなり生活が楽しめないなど，QOLが低下し患者や家族を苦しめます。

　がんの痛みの閾値(痛みの感じやすさ，痛みを感じる最小の刺激レベル)にはさまざまな因子が関係します（表1）。

WHOガイドライン

　WHOは，がんの痛みからの解放を目指して1986年にガイドラインを作成し，1996年に一部改訂を行いました。WHOが提唱した鎮痛薬投与の5原則と3段階除痛ラダーは全世界のゴールデンスタンダードですが，オピオイド（第2段階）から開始する，経口できない場合は坐剤や貼付剤を使用するなど，患者の症状に応じた個別的な対応も重要です。

オピオイド受容体の機能

　オピオイド受容体とは，内因性オピオイド（エンドルフィン，エンケファリンなど）やオピオイド（モルヒネなど）が特異的に結合して生理作用を発揮する蛋白であり，μ，δ，κの3種がよく知られています（表2）。臨床的に使用されるオピオイドは，μ受容体に比較的選択性があります。

オピオイド依存について

　オピオイド依存には，精神的依存と身体的依存があります。精神的依存とは，薬の特定の薬理作用を体験するために薬の入手・使用に強い欲求をもった状態であり，いわゆる「麻薬中毒」の状態です。身体的依存とは，薬の使用を続けることで身体が薬の存在に適応した結果，突然の投与中止や拮抗薬投与によりバランスが崩れて退薬症状が出た状態であり，適切な服薬や減量により発現は防止できます。

　μ受容体が過剰に刺激されることにより精神依存が起こりますが，強い痛みがある患者が医療用麻薬を使用した場合には，精神的依存は起こらないことが科学的な研究により証明されています（イラスト）。

　過去には，オピオイドはなるべく使用を控えるべきである，という誤った考え方もありました。しかし現在では，オピオイドは疼痛コントロールの重要な手段であり，患者のQOLを高めるために，治療早期から積極的に使用を考慮すべきであると考えられています。

表1　痛みの閾値に関連する因子

痛みの閾値を増大させる因子（痛みを感じにくくなる）	痛みの閾値を減少させる因子（痛みを感じやすくなる）
・鎮痛薬，抗不安薬,抗うつ薬 ・他の症状の緩和 ・睡眠 ・理解 ・人とのふれあい ・創造的な活動 ・緊張感の緩和 ・不安の減退 ・気分の高揚	・不快感 ・不眠 ・疲労 ・不安 ・恐怖 ・怒り ・悲しみ ・抑うつ ・倦怠 ・孤独感 ・社会的地位の喪失

(*Twycross R*, 2003)

表2　オピオイド受容体の生理機能

受容体	生理機能
μ	鎮痛，鎮静，悪心・嘔吐，呼吸抑制，縮瞳，多幸感，食欲不振，尿閉，便秘，身体依存
δ	鎮痛
κ	鎮痛，鎮静，呼吸抑制，精神異常，縮瞳，気分不快

(Pain Physician 2008 Opioids Special Issue)

脱水：水分補給の重要性

◆ 水の出入り

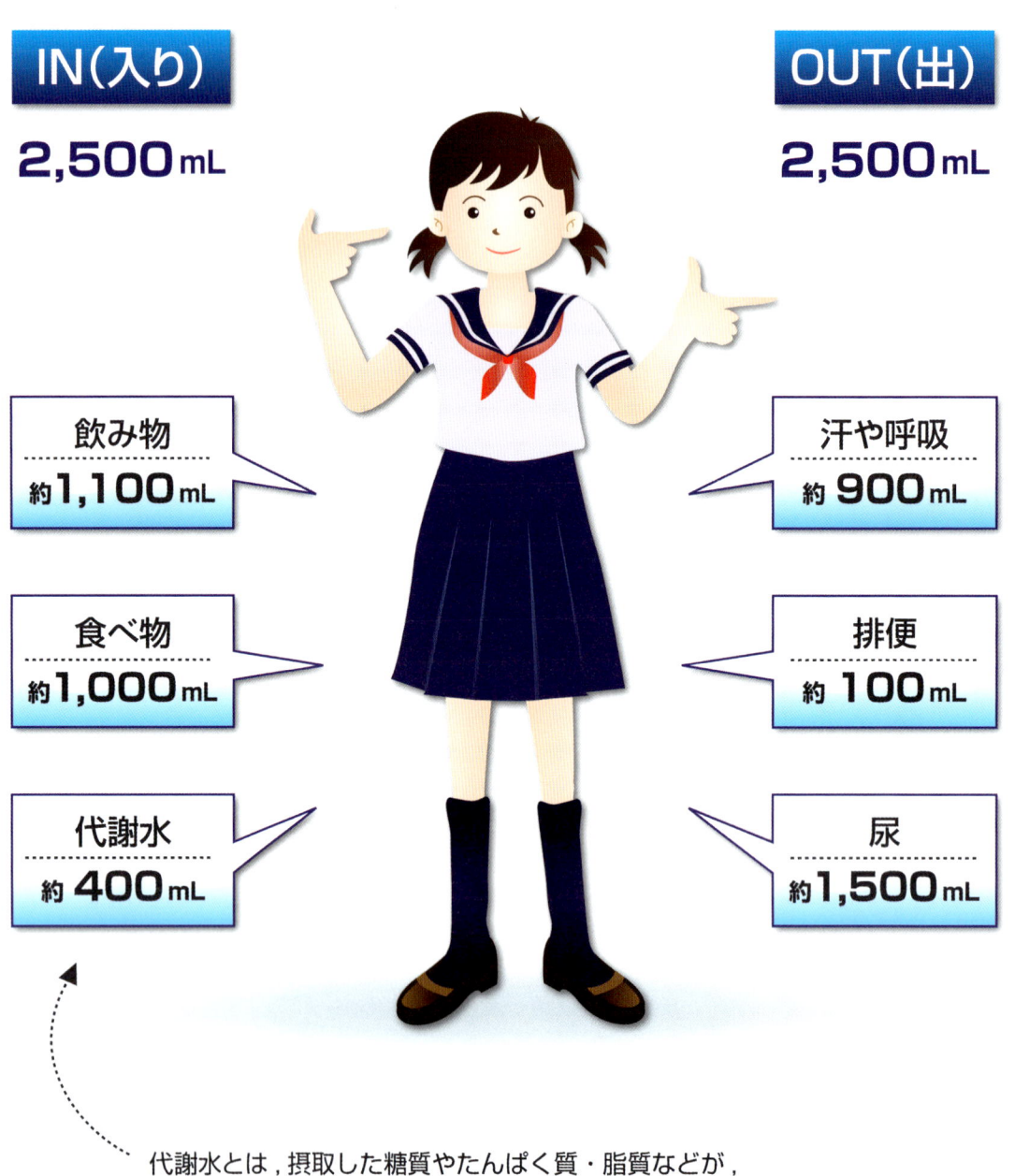

IN（入り）	OUT（出）
2,500 mL	2,500 mL

飲み物
約 1,100 mL

汗や呼吸
約 900 mL

食べ物
約 1,000 mL

排便
約 100 mL

代謝水
約 400 mL

尿
約 1,500 mL

代謝水とは，摂取した糖質やたんぱく質・脂質などが，体内でエネルギーに変化するときに作られる水のこと

身体の60％は水

　身体の約60％は水分です。体内での水の占める割合は小児では70〜80％，一般成人では約60％，高齢者では約50％です。したがって体重あたりの必要な水分量も小児と成人では異なり，1歳では120〜135mL/kg，成人では40〜50mL/kgとされます。すなわち，体重50Kgの成人では1日2〜2.5Lの水を必要とします。

身体の水の出入り

　ヒトの身体の水分は「入り」と「出」で，均衡が保たれます。成人の場合，1日に約2.5Lの水が身体に入り，同じ約2.5Lの水が身体から出ていくことで均衡が保たれます。

脱水

　水の入りの減少（飲み物，食事が十分摂れない），水の出の増加（嘔吐，下痢）によって，脱水状況に陥ります。全水分量の5％が失われると脱水症状が現れ，10％以上失うと生命の危険性があります。また，20％失われると死に至る可能性があります。計算上では水を4日飲まないだけでも生命は危険にさらされることになります。

水分補給の重要性

　私たちが生きていくために「水」は欠かせませんが，その摂取量が不十分であることで健康への障害が起こり，多くの悲劇を引き起こしています。児童生徒などを中心にスポーツなどに伴う熱中症による死亡事故は後を絶ちません。また，中高年で多発する脳梗塞・心筋梗塞なども水分摂取量の不足が大きなリスク要因の一つとなっています。

　これら脱水による健康障害や重大な事故などの予防には，こまめな水分補給が効果的です。厚生労働省では「健康のため水を飲もう推進委員会」を立ち上げ「目覚めの一杯，寝る前の一杯。しっかり水分　元気な毎日！」をキーワードに，①こまめに水を飲む習慣の定着，②「運動中には水を飲まない」などの誤った常識をなくし，正しい健康情報を普及，③水道など身近にある水の大切さの再認識を勧めています。がん薬物療法を受けている患者では口腔粘膜炎，下痢，便秘，倦怠感などと脱水の関係が示唆されており，より一層の水分補給が必要です。薬物療法の副作用による水分の推定量を表に示します。

表　薬物療法の副作用により失われる水分の推定量

1. 発熱：体温1℃の上昇により不感蒸泄は約15％，100mL程度増加する
2. 発汗：軽度500mL，中等度1,000mL，高度1,500mL
3. 下痢：軽度500mL，中等度1,000mL，高度1,500mL
4. 嘔吐：軽度500mL，中等度1,000mL，高度1,500mL

脱水：症状と対策

◆ 観察でわかるチェックポイント

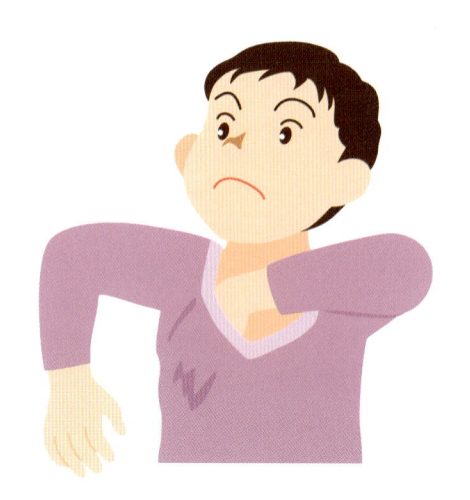

わきの下は乾いていますか？

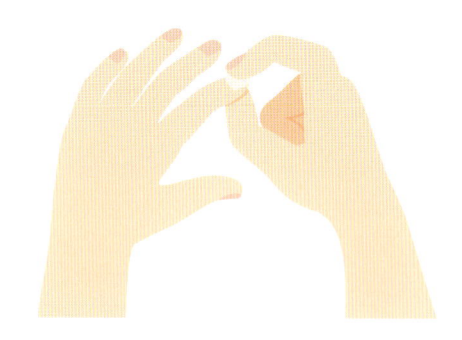

指で爪を軽く押してください
すぐ（2秒以内）に赤みが戻りますか？

◆ 水分を十分とりましょう

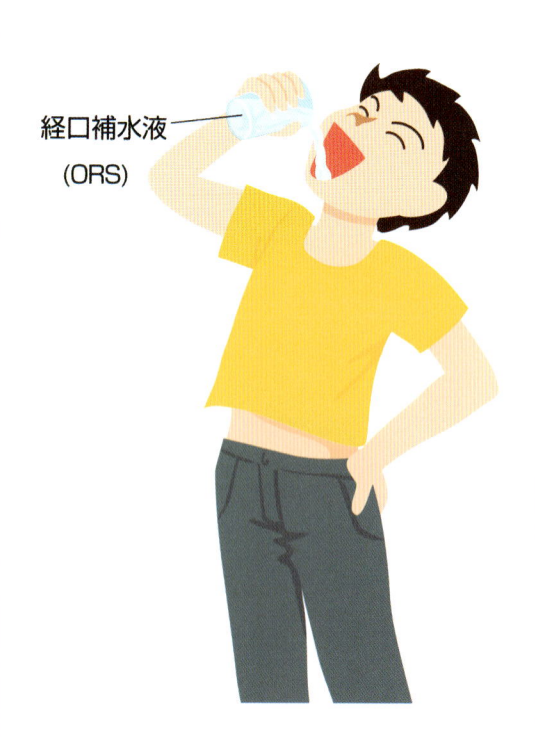

経口補水液 —
（ORS）

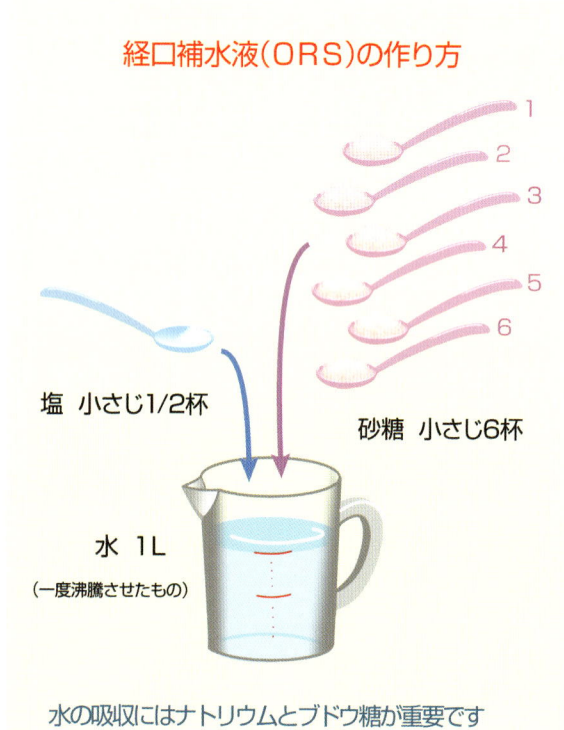

経口補水液（ORS）の作り方

1
2
3
4
5
6

塩 小さじ1/2杯

砂糖 小さじ6杯

水 1L
（一度沸騰させたもの）

水の吸収にはナトリウムとブドウ糖が重要です

こまめな水分補給が大切

がん薬物治療中の患者では，食欲不振，発熱，下痢，悪心・嘔吐などから，脱水に陥りやすい状況にあります。がん薬物治療中の患者は，より一層こまめな水分補給を心がけることが大切です。水分摂取の重要性を正確に患者に伝えておくことで，がん薬物治療を安全にし，QOLを維持することにつながります（表1）。

表1　脱水のチェックと対策

〈脱水チェック〉
1. この3日間に食事を残したか（1/4〜半分残していたら要注意）
2. この3日間に下痢をしたか
3. この3日間に嘔吐があったか
4. トイレの回数，尿量が減っているか
5. 立ち上がったとき，普段の脈拍から30回/分以上増加することがあるか
6. 血圧が普段より低いか
7. わきの下が乾いているか
8. 指で爪先を軽く押したとき，2秒以内に赤みが戻らないか

● 評価方法−該当する項目の数
　2つ　　：脱水ぎみ，イオンを含む水分を積極的に摂る
　3〜4つ：さらにイオンを多く摂るような水分補給を工夫する
　5つ以上：医療機関を受診

ORSの重要性

脱水時に効率的に細胞内に水が行き渡るためには，Naイオンだけではなく糖（グルコース）が必要です。

1970年代から，軽度から中等度の脱水に対する治療法として，Naイオンと糖を含むORS（oral rehydration solution：経口補水液）を使用したORT（oral rehydration therapy：経口補水療法）が，世界中に注目され始めました。現在では，軽度から中等度の脱水に対して，世界中でORTが行われ，WHOなどによるガイドラインが作成されています。わが国でもORSの認知は広がりつつあります。ORSは家庭でも簡単に作ることができます（表2）。

表2　WHOによるORSのレシピ

- 水1L（一度沸騰させたもの）
- 塩小さじ1/2
- 砂糖30g（ブドウ糖15g）

患者さんへの **アドバイス**　**こまめな水分補給を心がけましょう**

- のどの渇きは脱水が始まっている証拠。渇きを感じてから水を飲むのではなく，渇きを感じる前に水分を摂ることが大事
- 水分が不足しやすい就寝前後，スポーツ前後・途中，入浴の前後，飲酒中やその後などに水分摂取が重要
- 枕元に水分をおいて就寝することも重要
- 水分摂取量は多くの人で不足気味。平均的には，コップであと2杯飲めば，一日に必要量を概ね確保できる
- 砂糖や塩分などの濃度が高い飲料は，吸収までの時間が長いので不適
- アルコールや多量のカフェインを含む飲料は，尿の量を増やし体内の水分を排泄してしまうので，水分補給としては不適
  なお，腎臓，心臓などの疾患の治療中で，医師に水分の摂取について指示されている場合は，その指示に従う

脱水：症状と対策

35 抗がん薬治療時の注意
−すべての人の安全のために−

◈ トイレの使用

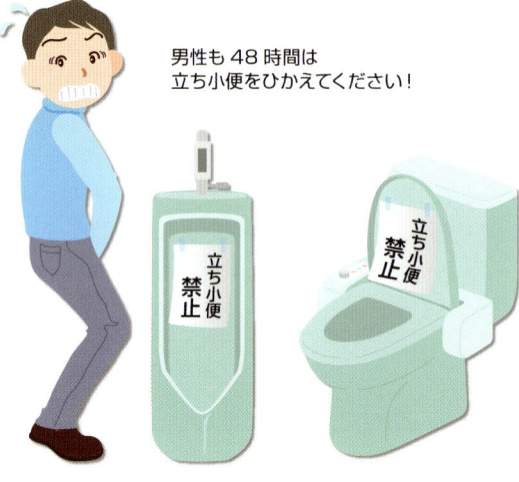

男性も 48 時間は
立ち小便をひかえてください！

立ち小便
禁止

立ち小便
禁止

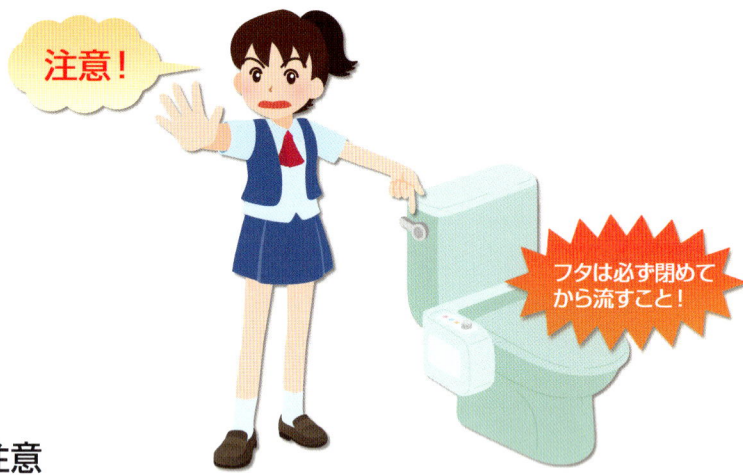

注意！

フタは必ず閉めて
から流すこと！

◈ 抗がん薬治療時の注意
手袋でカプセルを取り扱う

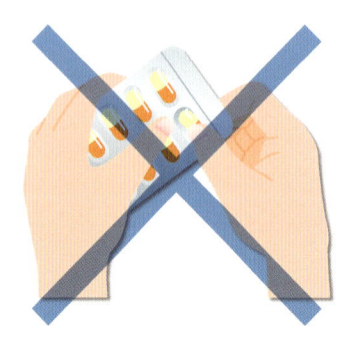

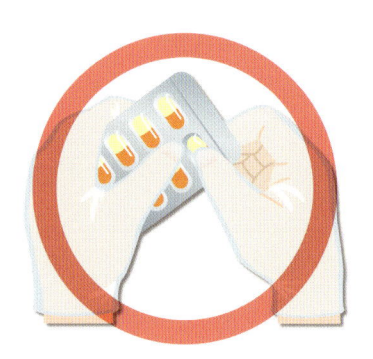

抗がん薬曝露リスクの考え方

抗がん薬を含むハザーダス・ドラッグ（HD）とは，2004年に米国国立労働安全衛生研究所（National Institutes for Occupational Safety and Health；NIOSH）が説明した定義によると，発がん性，催奇形性または発生毒性，生殖毒性，低容量での臓器毒性，遺伝毒性，これらの基準によって有害であると認定された薬剤と類似した化学構造や毒性の特徴を持つ薬剤——という6つの特徴に1つ以上該当する薬剤のことです[1]。

抗がん薬の多くはこのHDに分類されており，HDへの曝露は健康に影響を与える可能性があります。また，どのくらいの量までなら安全かが明らかにされていないため，少ない量でも曝露を予防するための対策をとります。

対策を考えるときのポイントは以下の4つです。

①HDを適切に取り扱い，汚染を起こさない
②汚染を封じ込め，拡散させない
③みんなで情報を共有し，同じ対策を取る
④使い捨ての手袋やガウンなどで皮膚や衣服への付着を予防する

家族とのふれあいを制限する必要はありません。これらのポイントを踏まえて，日常生活を工夫します。

患者さんへの情報提供

HDの職業性曝露の対策はとても重要な課題ですが，患者とその家族を守ることも医療従事者の大切な役割です。患者や家族が「知らなかった」とならないように，そのリスクと対策を説明する必要があります。一方で，患者が「自分が周囲の人に危害を加えているかもしれない」などと感じてしまうことのないようにしながら，リスクと対策の必要性を理解してもらうことが大切です。具体的な対応策を説明するとともに，マニュアルでは説明しきれない日常の場面でも自分で判断ができるように，前述の「考え方のポイント」を説明しておきましょう。

文献
1) NIOSH ALERT：Preventing Occupational Exposures to Antineoplastic and Other Hazardous Drugs in Health Care Settings. 2004
2) Oncology Nursing Society：SAFE HANDLING OF Hazardous Drugs Third edition. 2018
3) United States Pharmacopeia：USP General Chapter <800> Hazardous Drugs-Handling in Healthcare Settings. 2016

表　抗がん薬治療中のポイント

①抗がん薬の取り扱いについて
- 抗がん薬注射・点滴の器具や，錠剤やカプセル，座薬，軟膏などの取り扱いは，患者本人が行い，使い捨て手袋を使用するか，触れた後は速やかに手洗いを行う
- 抗がん薬が付着している可能性のある廃棄物は，ビニール袋やファスナー付きプラスチックバッグ等に入れて密封して燃えるゴミとして廃棄する
- 持続静注化学療法（FOLFOXなど）に使用した携帯型ポンプやチューブ，ヒューバー針などは密封し，子供やペットが触れられない場所に厳重に保管し，医療機関に返却する
- 抗がん薬は子供やペットが間違えて口にしたりすることのないように触れられない場所に保管する
- 内服薬を服用しにくい場合，自己判断でつぶしたりせず医師・薬剤師・看護師に相談する

②化学療法終了後48時間以内の生活上の注意
- トイレでの飛び散りは患者本人が速やかにトイレに流せるワイプクロスで水拭きするなどしてトイレに流す
- 男性の排尿時は和式の排尿便器を使用せず，洋式便器に座って行う
- 吐物の入った袋は二重にするなどして密封し，燃えるゴミとして廃棄する
- 布団，枕，クッションなどに吐物が付着する可能性がある場合には，ビニールシートなどでコーティングしてからカバーをかける
- 排泄物（吐物や，尿，便，衣服が濡れるほどの汗など）が衣服に付着したときには，他の洗濯物と分けて洗ってから二度洗いを行う。二度目の洗濯は他のものと一緒でもよい

③介護者の注意
- 抗がん薬や体液，排泄物などが付着したものの取り扱う時は，使い捨て手袋を装着する
- 抗がん薬や体液，排泄物を取り扱った後は，流水と石けんで手洗いを行う
- 患者との接触を過度に避ける必要はない

抗がん薬治療時の注意—すべての人の安全のために—

36 心のケア

◆ ウェル・ビーイング（健康）とは

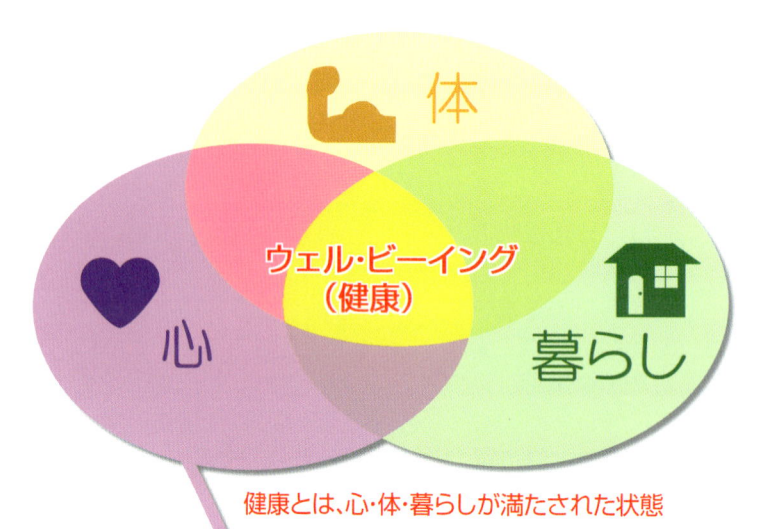

体

ウェル・ビーイング
（健康）

心

暮らし

健康とは、心・体・暮らしが満たされた状態

◆ 心の健康を保つ方法

自分自身の身体のケア

健康的な食事

定期的な運動

睡眠

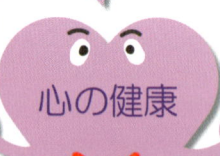
心の健康

リラックスすることを学ぶ

音楽

リラックス法
　・イメージ法
　・筋肉弛緩法
　・呼吸法

自分の気持ちを他者に伝える

家族
友人
医療従事者
サポートグループ
カウンセラー・心理士

がん医療と心のケア

　がんに罹患すると，多くの患者が診断・治療などの臨床経過中に，悲しみ，不安，怒り，さまざまなストレスを体験します。がん医療の診断と治療の進歩により，がんの生存率は上昇し続け，がん患者は長期間がんとともに生きることになります。このような背景から，がん治療における精神的側面のケアが重視されるようになっています。

ウェル・ビーイング

　「ウェル・ビーイング」（well-being）とは，身体的，精神的，社会的に健康で良好な状態にあることを意味する概念です。「幸福」と翻訳されることもあります。1946年，世界保健機関（WHO）憲章の草案のなかで，「健康とは，病気でないとか，弱っていないということではなく，肉体的にも，精神的にも，そして社会的にも，すべてが満たされた状態（well-being）にあることをいいます（日本WHO協会：訳）」と定義されました。すなわち健康とは，心，体，暮らしが総合的に健康であることを意味します。WHOは健康定義について，1998年に人間の尊厳の確保や生活の質を考えるために必要で本質的なものとして心・体・暮らしに加えてスピリチュアル（霊性・魂）の健康を加えました。

がんと心の問題

　「がんの社会学研究」では，がんサバイバー支援の観点から，患者・家族の悩みや負担を"診療上"，"身体的"，"心"，"暮らし"について4つの柱にまとめています（図）[1]。心の悩みや不安では，不安・恐怖，気が動転・あせり，うつ・孤独感，生き方・人生の意味，命の拠り所の喪失をあげています。
　「がんの社会学」に関する研究グループが行った「2013がん体験者の悩みや負担等に関する実態調査」の報告では，「心の苦悩」に関するがん体験者が求める情報や支援につ

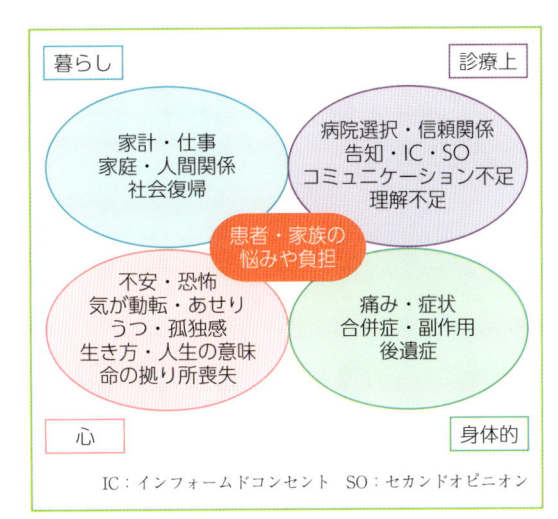

図　がん患者や家族の悩みや負担
〔山口建：産科と婦人科，80（2）：，165-171，2013より引用〕

いて，「体験談，同病者との交流」が最も多く，次いで「何でも話せて相談できる窓口」，「不安や思いを聴いてもらう場や人の存在」，「生き方，終活」，「がんに対する理解不足や偏見の改善」，「心に関すること（その他）」という内容でした[2]。
　このような，患者の心理的な苦悩に寄り添った医療の必要性が叫ばれ始め，近年ではサイコオンコロジー（心理的，社会的な問題を踏まえたうえでのがんの研究や臨床に関する領域）を専門とする医療従事者が増加しています。

心の健康を保つ3つの方法

　国際的ながんのサポート組織は，心の健康を保つ3つの主要な方法を提案しています。
①自分自身の身体をケアする
②リラックスすることを学ぶ
③自分の気持ちについて話す
　具体的な方法については巻末資料を参照してください（128頁）。

文献
1) 山口建：産科と婦人科，80（2）：，165-171，2013
2) 静岡県立静岡がんセンター：2013がん体験者の悩みや負担等に関する実態調査報告書（https://www.scchr.jp/book/houkokusho/2013taikenkoe.html）

心のケア

4

37

睡眠障害への対処

◆ 体内時計（サーカディアンリズム）とホルモン

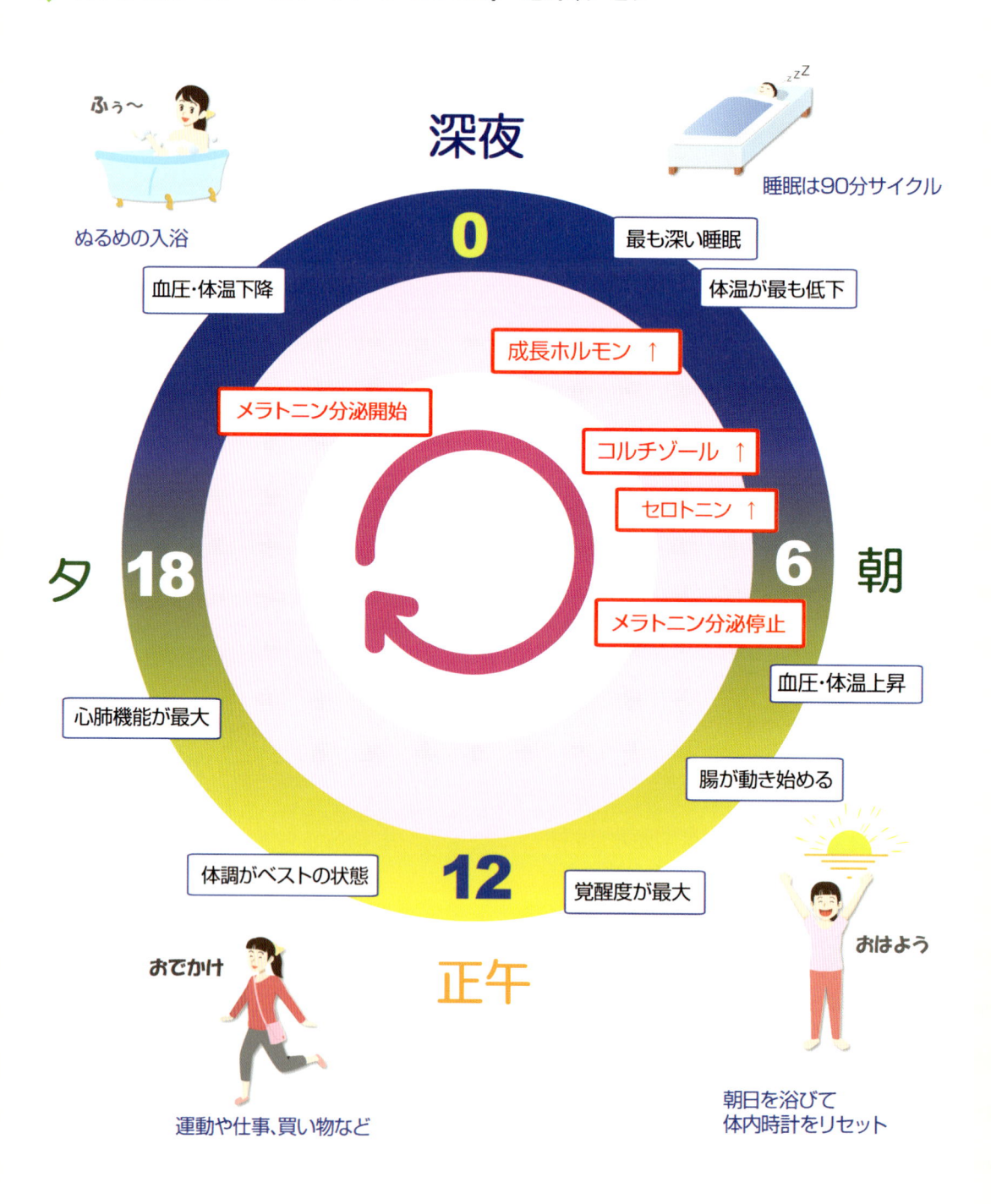

ぬるめの入浴

深夜

睡眠は90分サイクル

最も深い睡眠

体温が最も低下

血圧・体温下降

成長ホルモン ↑

メラトニン分泌開始

コルチゾール ↑

セロトニン ↑

夕 18

6 朝

メラトニン分泌停止

血圧・体温上昇

心肺機能が最大

腸が動き始める

体調がベストの状態

12

覚醒度が最大

おでかけ

正午

おはよう

運動や仕事、買い物など

朝日を浴びて
体内時計をリセット

日本人の睡眠時間

　厚生労働省の「平成27年国民健康・栄養調査結果」で平均睡眠時間が6時間以下は男性37.4％，女性41.2％で，日本人の平均睡眠時間の短縮傾向は止まりません。OECD（経済協力開発機構）が発表したデータからも，日本人は特に睡眠時間が短いことが報告されています。睡眠と健康に関する研究が進み，睡眠とがん，うつ，肥満などとの関係が明らかにされつつあります。日本人が世界で最も眠らない理由は，社会環境の変化に加えて，睡眠に対する知識不足や興味の低さが考えられます。

　最近，「睡眠負債」という言葉がよく使われます。これはウィリアム・C・デメント教授（スタンフォード大学）により提唱された言葉で，日々の睡眠不足が借金のように積み重なり，心身に悪影響を及ぼすおそれのある状態を意味しています。日本人のおよそ4割は睡眠時間が6時間未満で，睡眠負債の状態にあります。「がんサバイバー」にとっても，栄養，運動と並んで睡眠は最重要項目の1つです。

睡眠の種類

　人の眠りには，「レム睡眠」と呼ばれる身体を休める眠りと，「ノンレム睡眠」と呼ばれる脳を休める眠りがあります。レム睡眠のときに起きるとすっきり起きることができます。レム睡眠，ノンレム睡眠は個人や年齢によって異なりますが通常90分ほどの周期で繰り返しており，90分の倍数より算出した自分に適したレム睡眠の時間帯に起床することが重要です。

睡眠に関わる体内時計（サーカディアンリズム）

　通常，人は朝起きて昼活動し夜眠るという，地球の自転周期に合った約24時間のリズム（概日リズム）で生活しています。これは，人間が進化の過程で獲得したリズムを刻む遺伝子（時計遺伝子）を生まれながらにもっているということです。概日リズムは"サーカディアンリズム"とも呼ばれ，睡眠や自律神経，ホルモンバランスの調整などに深く関与します。体内時計の中枢は脳深部の視交叉上核にありますが，体のすべての細胞とシンクロしています。体内時計は24〜27時間で働きますが，ずれが生じないよう毎日リセットされます。

体内時計とホルモン

　睡眠には成長ホルモン，コルチゾール，セロトニン，メラトニンなどのホルモンが関与しています。成長ホルモンは入眠時の最初の深い眠りのときに分泌されます。コルチゾールは明け方から分泌が増加し，覚醒準備の役割を担います。セロトニンはメラトニンの材料になり，睡眠・覚醒のリズムを整えます。メラトニンは睡眠ホルモンとも呼ばれ，良質な睡眠に関与します。

　セロトニン，メラトニンはトリプトファンから合成されますが，トリプトファンは体内で合成できないため，食事で摂ることが必要です。

良い睡眠のためのコツ

　がんサバイバーは，治療や治療の副作用，将来に対する不安などから，しばしば睡眠の問題に直面します。さまざまな，がんサバイバー支援サイトは良質な睡眠のためのコツを紹介しています（巻末資料129頁）。

4

睡眠障害への対処

38 食事

◆ 米国の食事ガイドライン「マイプレート」

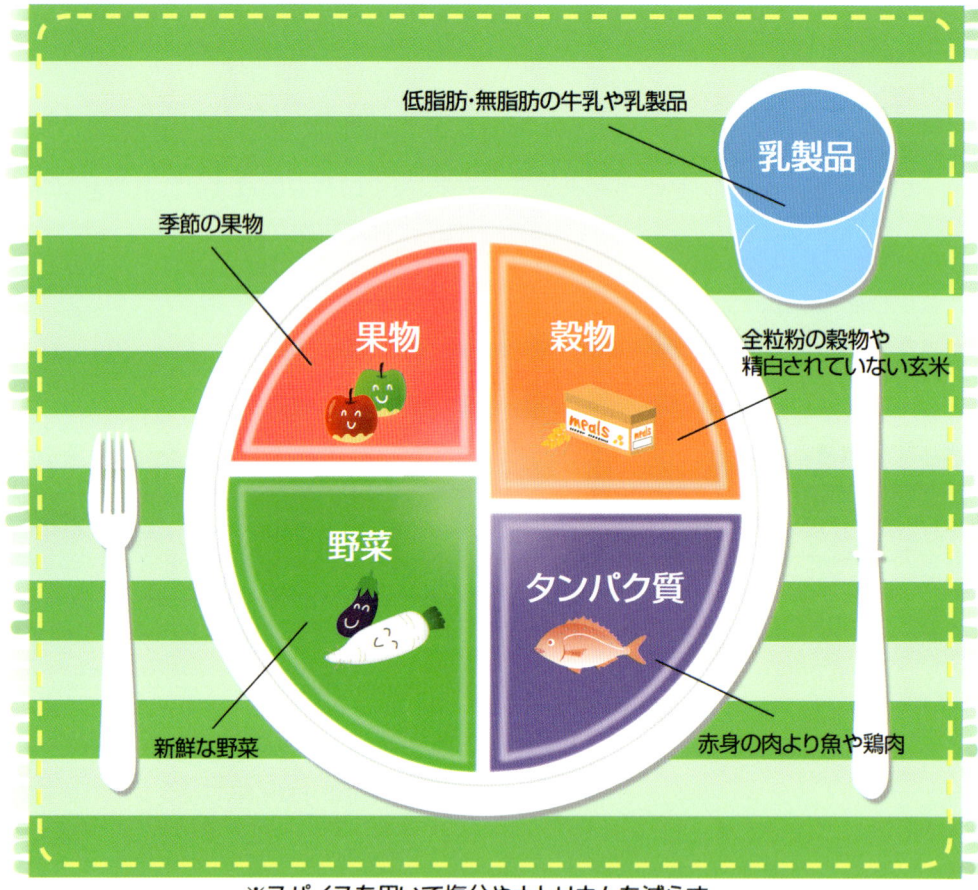

低脂肪・無脂肪の牛乳や乳製品

乳製品

季節の果物

果物

穀物

全粒粉の穀物や精白されていない玄米

野菜

タンパク質

新鮮な野菜

赤身の肉より魚や鶏肉

※スパイスを用いて塩分やナトリウムを減らす
※水か糖分を加えていない飲料を選びカロリーを減らす

表　日本人に多いがんのリスク要因と抑制要因

がん種	リスク要因	抑制要因
食道がん	アルコール，たばこ，熱い飲食物，肥満	野菜，果物
胃がん	高塩分食品，ニトロソ化合物，たばこ，*H.pylori* 感染	野菜，果物
大腸がん	保存・加工肉，肥満，アルコール	野菜，運動
肺がん	たばこ，β -カロテンのサプリメント	果物
乳がん	肥満，アルコール	肥満予防，授乳，運動

食事とがんの関係

　がんの原因には，ウイルスや細菌などの持続感染，職業や環境汚染，遺伝因子などさまざまな要因がありますが，これまでの研究から，たばこや飲酒，食事，運動不足，職業，遺伝，ウイルス・細菌などががんの原因として大きく関わることが明らかになっています。

食生活とがんのリスク

　世界保健機関の下部組織である国際がん研究機関（International Agency for Research on Cancer；IARC）は，化学物質やその他のものの発がん性についての分類をしています[1]。例えば，喫煙は「Group1（人に対して発がん性がある）」に分類されています。そのほか，身近な食品では，ハムやベーコンなどの加工肉が「Group1」に，赤身肉は「Group2（おそらく発がん性がある）」に分類されています。

　加工肉や赤身肉には大腸がんのリスクがあるといわれています。一枚のハムを食べたからといってすぐにがんを発症するわけではありませんが，偏った食生活や過剰な量の摂取は避けるべきだといえるでしょう。

　また，いくつかのがんでは，疫学的研究により日常の食生活との関連が比較的明らかになっています。日本人に多いがんのリスク要因と抑制要因を左頁の表に示します。なるべくリスクの高い食品の過剰な摂取は控え，バランスの良い食生活を心がけましょう。

治療中，治療後の食事

　がん薬物療法の副作用による食欲不振や味覚の変化，倦怠感などから食事摂取量が減少することがあります。それだけでなく，がんの症状として体重が減ったり食欲が低下したりすることもありますし，ストレスや不安，睡眠不足，痛みなどの身体症状がある場合は活動量が減るのでお腹が空かないこともあります。

　食事はバランスも大切です。米国では，健康な食事の考えかたについて，従来の“ピラミッド型”から，食材と食事量の両方を重視する“プレート型”で表すように変化しています（イラスト）。

　どうしても食べられないときには，バランスよりも「おいしいと感じられるものや食べられるものを食べられるタイミングで」食べるようにしましょう。ただし，医師から特別な食事に関する何らかの指示を受けている場合は，その範囲で食事を工夫してください。

　巻末資料（130頁）で症状別の食事の工夫について紹介しています。家族や周囲の人にサポートしてもらって，楽しい雰囲気の食卓にする工夫も効果的です。また，過度な安静は食欲低下の原因にもなりますので，可能な範囲で適度な活動を行いましょう。

文献
1) IARC：International Agency for Research on Cancer IARC Monographs on the Identification of Carcinogenic Hazards to Humans（https://monographs.iarc.fr/list-of-classifications-volumes/）
2) 国立がん研究センター：がん情報サービス（https://ganjoho.jp/public/support/dietarylife/poor_physical_condition.html）
3) がん研究振興財団ホームページ（https://www.fpcr.or.jp/pdf/p21/12kajyou_2015.pdf）

スキンケアとメイク

◆ チーク（頬紅）を入れる

肌に血色をもたらすため、笑った時に頬の筋肉が盛り上がるところに入れる

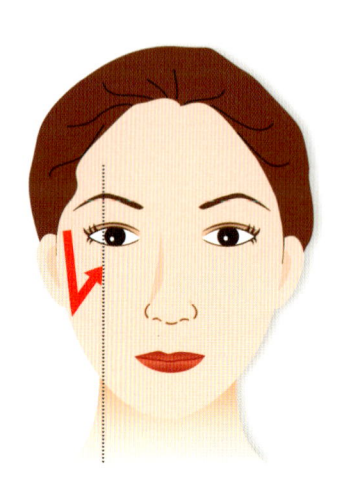

こめかみ からスタートして

蝶つがい で折り返して

「レ」の字を描く

頬の位置が高く
若々しく見える

◆ 脱毛時の眉の整え方

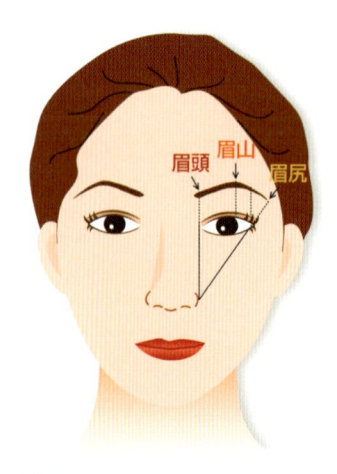

眉頭　眉山　眉尻

① まず眉山を決めて眉尻まで描く

② 眉頭と眉山をなだらかな線でつなぐ

③ 眉山の下から眉尻まで結ぶ

④ 眉頭の下から眉山の下まで結ぶ

⑤ 1本1本の毛を描く

⑥ ブラシでぼかす

うまく描けないときは「眉シート」（眉の
型紙）を利用するのもひとつの方法です。
眉シートは市販のものもありますが、厚紙
で自分で作ることもできます

眉頭 は 目頭の上

眉山 は 黒目の外側より少し目尻寄り

眉の終わり は小鼻と目尻を結んだ
延長線上に

スキンケア

近年、がん患者に対するアピアランスケア（外見支援）が注目されています。アピアランスケアには脱毛対策、スキンケア、メイク、爪のケアなどが含まれます。なかでもスキンケアは、多くのがん患者が経験する肌トラブルへの対策です。がん患者が経験する肌トラブルには肌の乾燥、色素沈着、痤瘡様皮疹などがあります。スキンケアの基本は「清潔」「保湿」「保護」ですが、くわえて皮膚を観察することが重要です。

清潔

・肌を清潔にする際は、肌を傷つけないように強くこすらないように注意します。

・石けんは弱酸性で低刺激性のものが肌に優しいとされています。顔や体を洗うときは、石けんをしっかりと泡立てて丁寧に流します。

保湿

・十分な水分摂取を心がけます。水分摂取は肌の潤いを保つのに効果的です。アルコールやカフェインを含む飲料は脱水になる可能性があります。

・肌が乾燥しやすいため熱いシャワーは避けます。ぬるめのシャワーは肌の乾燥を防ぎます。

・シャワーや入浴の後は速やかに保湿剤を使用します。保湿剤はアルコールフリーで低刺激性のものを選びます。乾燥が気になる場合、保湿剤は1日2回使用します。

保護

・太陽から肌を守ります。日焼け止めを毎日使用すべきか、医師や看護師に相談します。

・屋外では、日傘、つばの広い帽子、長袖シャツを着用します。

・ベッドに横になる・椅子に座る時間が長い場合は、褥瘡予防のためにときどき体位を変えます。

メイク

抗がん薬治療中でも皮膚に強い症状がなければメイクをしても問題ありません。特に、紫外線対策は窓越しの日光や雨・曇りの日、冬場にも必要です。刺激の少ない紫外線対策クリームなどを使用します。脱毛により眉が

薄くなると表情が変化してしまいます。男性も眉毛を描くとよいでしょう。

肌色：コンシーラー、リキッドタイプのファンデーション、パウダーで肌を仕上げてチークをぼかすと顔色が良くなります。チークは、こめかみからスタートして、あごがみから折り返して「L」の字を描くことで、頬の位置が高く若々しく見えます（イラスト）。

眉：眉毛が脱毛すると位置がわかりにくくなるので、治療前に写真を撮っておくと参考になります。眉頭から眉尻にかけてだんだん濃くなるようにブラウデーションをつけて書くと自然に仕上がります。眉頭はパウダーなどでぼかすように、眉尻はペンシルタイプでしっかり描くと、自然と仕上がります。リキッドタイプのアイライナーだと少しずつ描くことができます。左頁のイラストも参考にしましょう。

まつげ：つけまつげは半分～1/3くらいの長さにカットして目尻につけると自然な表情に仕上がります。まつげの生え際を埋めるようにアイライナーで点を描くようにすると目元がはっきりします。リキッドタイプのアイライナーだと少しずつ描くことができます。

爪のケア

爪は切るより爪ヤスリを使用したほうが割れにくいです。スキンケア同様に爪の保護オイルやクリームなどで日常的にケアを行います。割れやすいときはトップコートやマニキュアで保護するとよいでしょう。ジェルネイルは剥がすときの刺激が強いので避けましょう。エナメルリムーバーは刺激の少ないものを選びます。剥がせるシールタイプのマニキュアもありますので、症状や場面に応じて選択します。

文献
1) 国立がん研究センターがん研究開発費がん患者の外見支援に関するガイドライン構築のための研究班：がん患者に対するアピアランスケアの手引き 2016年版. 金原出版, 2016
2) Eric Van Cutsem et al:Journal of Clinical Oncology, 25(13)：1658-1664, 2007
3) さとう桜子：がん治療中の女性のためのLIFE & Beauty. 主婦の友社, 2017
4) 青儀健二郎, 他：がん患者の「知りたい」がわかる本. じほう, 2016

40 運動とリラクセーション

◆ 呼吸法（腹式呼吸）

①いすにゆったり腰かけて、おへそのあたりに両手を置く

> ひざを曲げた仰向けの姿勢でも、
> いすに腰かけた姿勢でもかまいません

両手を置いて
動きを確認

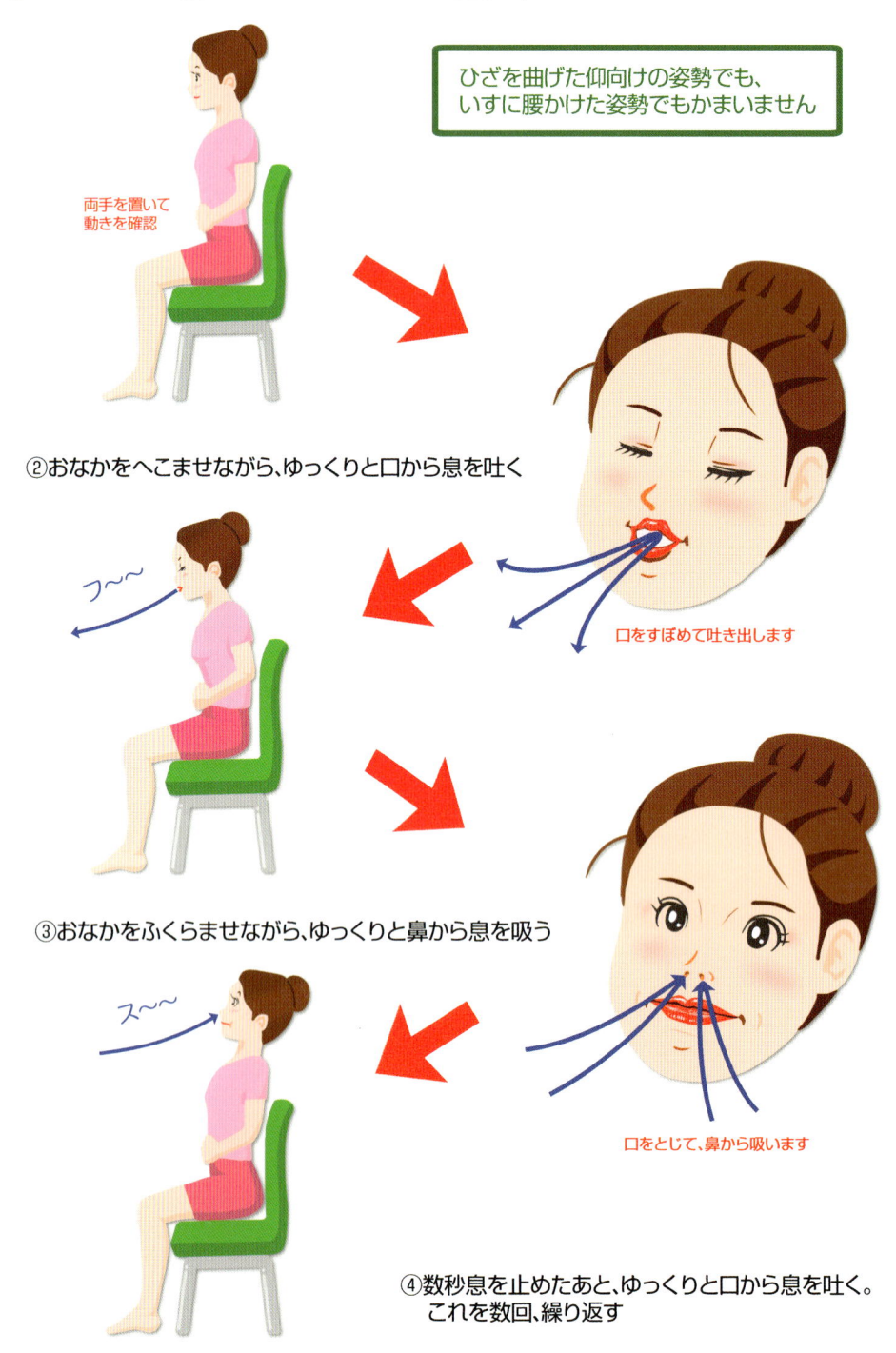

②おなかをへこませながら、ゆっくりと口から息を吐く

フ～～

口をすぼめて吐き出します

③おなかをふくらませながら、ゆっくりと鼻から息を吸う

ス～～

口をとじて、鼻から吸います

④数秒息を止めたあと、ゆっくりと口から息を吐く。
これを数回、繰り返す

運動とリラクセーション

　がんそのものや治療の影響で，身体機能が低下したりストレスを感じることがあります。しかし，一般的には，「がん治療中だから」という理由だけで，運動に制限が必要になることはありません。治療中に過度に安静にして過ごすと，筋力の低下など廃用性の変化を来します。また，リラクセーションは心身の緊張を解き，ストレスを軽減します。運動やリラクセーションを行うことで，治療中や治療後の生活の質（QOL）が向上し，健康状態が改善します。

運動の効果

　運動は，心と身体の両面から，がんに対処する力を向上させて次のような効果をもたらします。
- 身体機能を維持・改善する
- 疲労・倦怠感を軽減する
- 睡眠障害を改善する
- 不安・抑うつを軽減する
- 生活の質の向上
- 自尊心・自分はしっかりやれるという感じをもつ

運動を始める前に医師に相談する

　治療中・治療後にかかわらず，運動を始める前には，医師に相談することが必要です。例えば，治療薬の影響で，白血球減少，しびれ，関節や筋肉の痛みなどが起きたり，手術による影響が現れることがあります。病気の種類，部位，程度，治療に使用する薬の種類，体調などにより注意が必要なことがあります。運動をすることは適切か，どんな運動が最適かについて医師に相談しましょう。

生活を活動的にするためのヒント

　運動を始めるときには，簡単で軽いものから行います。5〜10分程度のウォーキング，腕を上げたり回す，姿勢を良くして呼吸する，階段をのぼる，目的地の少し手前で乗り物を降りて歩く——など，できることから始めます。運動の程度を強くするときには，体調に注意して快適に感じる程度にします。

リラクセーション

　気持ちが緊張しているときには，身体も緊張しています。リラクセーション法は，筋肉の緊張を解いて，心身をリラックスさせる方法であり，習得すれば誰にでも行えるスキルです。リラクセーションは，ストレスを軽減し，倦怠感・気分障害・睡眠障害の緩和，治療の副作用への対処に有用です。しかし，特定の病気に対する有効性は不明であり，医学的な問題について医療機関を受診することを先送りするためにリラクセーションを使うべきではありません。

リラクセーションの方法

　リラクセーションには，漸進的筋弛緩法，誘導イメージ法，自律訓練法，呼吸法などさまざまな方法がありますが，いずれも筋肉を弛緩させ，脈拍を落ち着かせ，血圧の上昇を戻し，呼吸を整えます。リラクセーションは習得可能なスキルであり，自律神経の働きを整えて，不安などの感情をコントロールするために有効な手段です。呼吸法の例をイラストで示します。仰臥位でも座位でも行うことができます。

　不安やストレスがあるとき，人は短く浅い息をすることがあります。ゆっくりと腹式呼吸することで心身をリラックスすることができます。

ヨガ

　ヨガは，呼吸法，姿勢，瞑想を通じた心身のトレーニングです。心と身体にリラックス効果をもたらします。柔軟性を向上させ，血液循環を良くすることにくわえて，ストレスを緩和し，倦怠感を軽減し，良い睡眠をとるのに役立ちます。体を動かす必要があるため，ヨガを行うことが安全かどうかについて，事前に医師に確認することが大切です。

41 代替医療と補完医療

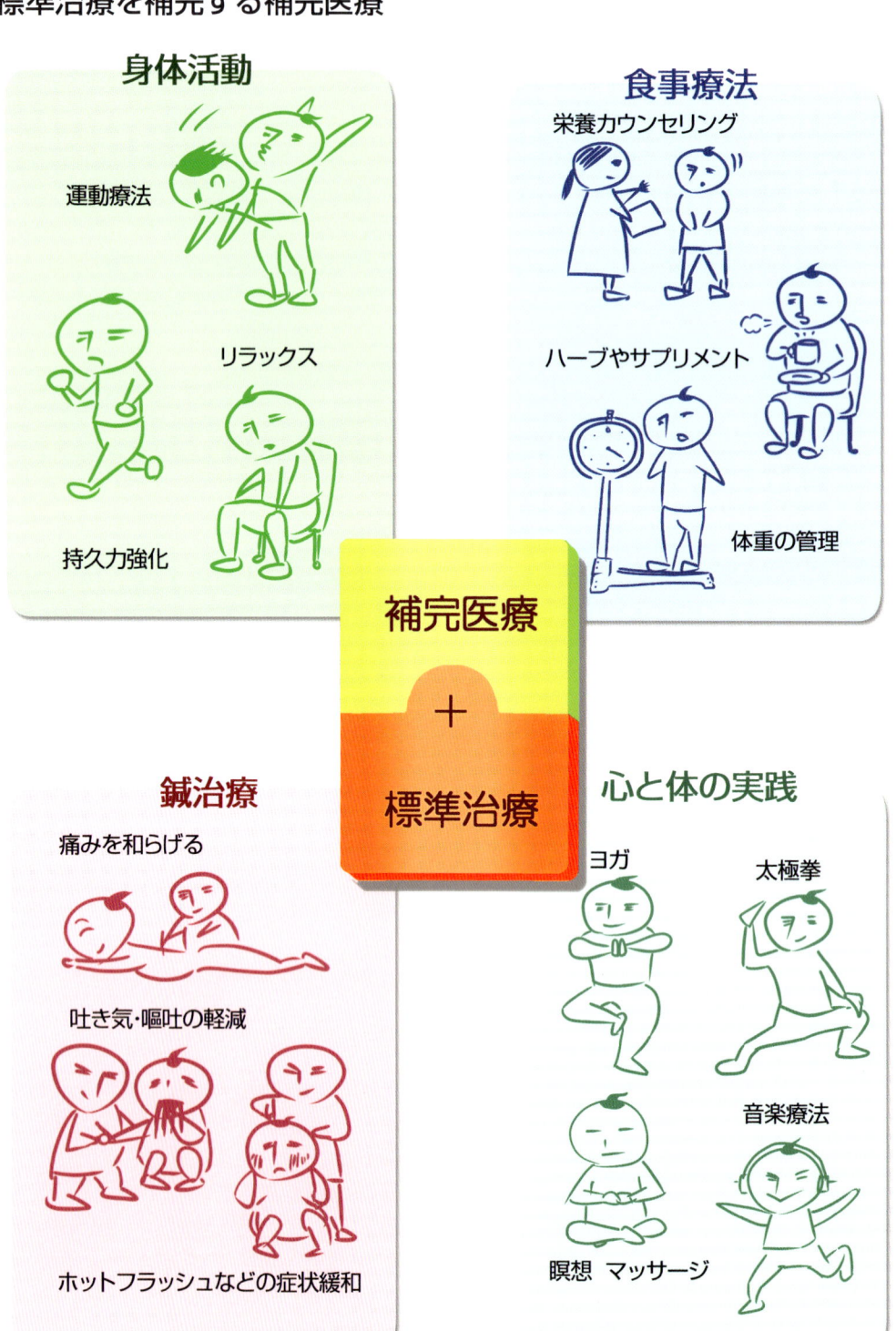

身体活動
- 運動療法
- リラックス
- 持久力強化

食事療法
- 栄養カウンセリング
- ハーブやサプリメント
- 体重の管理

補完医療 + 標準治療

鍼治療
- 痛みを和らげる
- 吐き気・嘔吐の軽減
- ホットフラッシュなどの症状緩和

心と体の実践
- ヨガ
- 太極拳
- 瞑想　マッサージ
- 音楽療法

代替医療，補完医療とは

　がんを経験した患者・家族は，がんを治療し症状を和らげるために，標準治療より効果が高く副作用が少ない方法があるのではないかと考えるかもしれません。よく挙げられるものに，ビタミン，ハーブ，漢方，食事療法，鍼，マッサージ——などがあります。

　代替医療と補完医療は明確に分類されていませんが，米国がん協会では標準的な治療法の代わりに使用されるものを代替医療とし，通常の医療とともに使用される薬物療法または治療を補完医療としています。

代替医療

　インターネットやSNSでは食事療法，サプリメントや健康食品，鍼灸，マッサージ療法，心理療法など，さまざまな代替医療が紹介されています。しかし，これらの治療法は臨床試験による有効性と安全性が証明されていないものがほとんどです。また，これらの方法のなかにはむしろ有害なものもあります。代替医療を使用する最大のリスクは，「代替医療を取り入れることで標準治療に遅れや中断が生じ，標準治療による恩恵を受ける機会を失う可能性があること」です。

　代替医療のなかには深刻な副作用なしにがんを治すことができると示唆しているものもあり，がんを経験した患者・家族にとっては，それを信じたくなるのも無理はありません。しかし，前述のようにほとんどは科学的根拠を示す臨床試験が行われていません。また，研究が行われた一部の代替医療でも，がん治療に有効である根拠は証明されていません。代替医療を受ける前に，必ず医師に相談することが必要です。

補完医療

　補完医療は多くの場合，不快な症状を和らげたり，気分を良くしたりするため，標準治療に加えて使用されます。補完医療の例として，「ストレスを軽減するための瞑想」や「痛みを和らげるための鍼治療」「吐き気を和らげるためのペパーミントティー」などが挙げられ，これら以外にも，多くの補完医療があります。補完医療の一部には臨床研究が行われ，効果が確認されているものもありますが，多くの補完医療は臨床研究や臨床試験が行われていません。臨床試験が行われても有用性が証明されていないものが多く，一部には有害であることがわかっているものもあります。標準治療に補完医療を追加する場合にも，必ず医師に相談することが必要です。

　米国Cancer Netは2017年に補完医療の例として以下を挙げています。

①身体活動：運動や体を動かすことには以下のような効果があります。
　・強さと持久力を養う
　・リラックスしてストレスに対処する
　など
②栄養：栄養士による専門的な栄養カウンセリングなどが体重の管理や，摂取すべき食品を知ることなどに役立ちます。
③鍼治療：体表の点を刺激するために細い針を使用します。痛みや吐き気の軽減に役立ちます。
④心と体を整える：治療中および治療後のストレスやうつの管理は重要です。ヨガや太極拳，瞑想，音楽療法などを取り入れることで生活の質の向上に役立ちます

代替医療と補完医療

42 がんサバイバーシップ

◆ サバイバーシップ

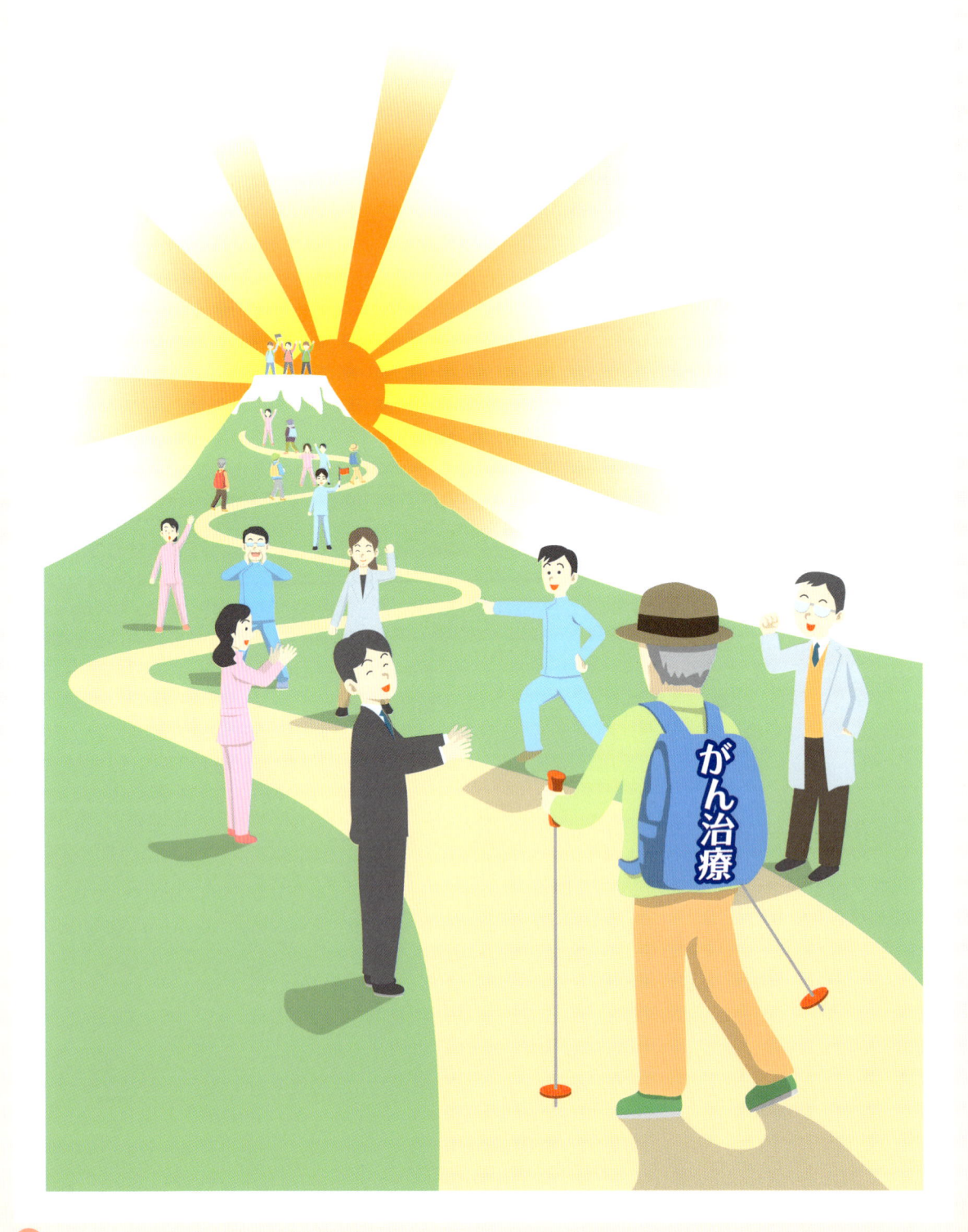

がんサバイバーシップとは

2014年3月，文部科学大臣・厚生労働大臣・経済産業大臣による「がん研究10か年戦略」が定められました。この冒頭部分では，がんの予防，早期発見，診断，治療に係る臨床研究とともに，充実したサバイバーシップを実現する社会の構築を目指した研究の推進を目標に掲げています。

がんサバイバーシップが生まれた背景

1986年に米国のがん患者団体が始めて「キャンサー・サバイバーシップ」という理念を提唱しました。「がんサバイバーシップ」は，がん経験者・がん生存者がよりよく生きるための生活術のことです。がんサバイバーには，がんと診断されたばかりの人，治療中の人，治療が終了した人，治療が終わって長期間経過した人などさまざまな段階の人が含まれます。日本においてはまだ「サバイバーシップ」という言葉の定訳はありませんが，海外においては「がんを経験している人，治癒したと考えられる人が，その後，生活していく際に直面する課題を乗り越えていくこと」とされます。この概念は，がんの晩期障害（治療を終えてから出てくる副作用や合併症など。表）に関する身体的なことだけでなく，社会復帰などの経済的事象や心理的な側面も対処すべき対象となります。がんサバイバーは，米国においては1,200万人とされており，日本でも500万人以上が存在すると考えられています。がんサバイバーがさまざまな問題を乗り越える「がんサバイバーシップ」は社会全体の重要な課題になりつつあります。

「がんサバイバーシップ」の重要性

がん経験者の多くは，がん治療終了後，5年経過しても10年経過しても，しばしば身体の不調を感じています。身体の不調は，再発では？　転移では？　といった不安を引き起こします。また，がん患者の多くが治療終了後は仕事に復帰したいと希望しますが，転職や退職を余儀なくされるケースも報告されています。がん患者は「がん」と診断されたときから，生涯，身体的，心理的，社会的なさまざまな問題を抱えることになります。

がんになっても安心して暮らせる社会の構築に向けて

2016年7月，厚生労働大臣，厚生労働省がん対策推進協議会長宛に，「がん患者の就労を含めた社会的な問題に関する意見書」が提出されました。この意見書には就労支援，がん教育の推進，科学的根拠に基づいた医療情報の発信など10項目の要望事項が掲げられており，「がんになっても安心して暮らせる社会の構築」を目標としています。また厚生労働省は，2016年2月に「事業場における治療と職業生活の両立支援のためのガイドライン」を作成し，治療を続けている患者の社会復帰と就労支援のための指針を示しています。今後は，さらに社会全体としての「がんサバイバーシップ」対策が望まれます。

表　がん治療による晩期障害

部位など	晩期障害
手術部位	手術部位による
心臓	心不全，冠動脈疾患，不整脈
肺	肺線維症，肺臓炎
内分泌	閉経，不妊，テストステロン欠乏
骨	骨粗鬆症
神経系	難聴，末梢神経障害
認知機能	学習・記憶・注意障害
歯，口腔	エナメル質の障害，ドライマウス
消化器	栄養障害，下痢
その他	二次発がん

〔Cancer. Net : Doctors-Approved Patient Information by ASCO〕

5

がんサバイバーシップ

43 AYA世代とがん

◆ AYA世代とがん

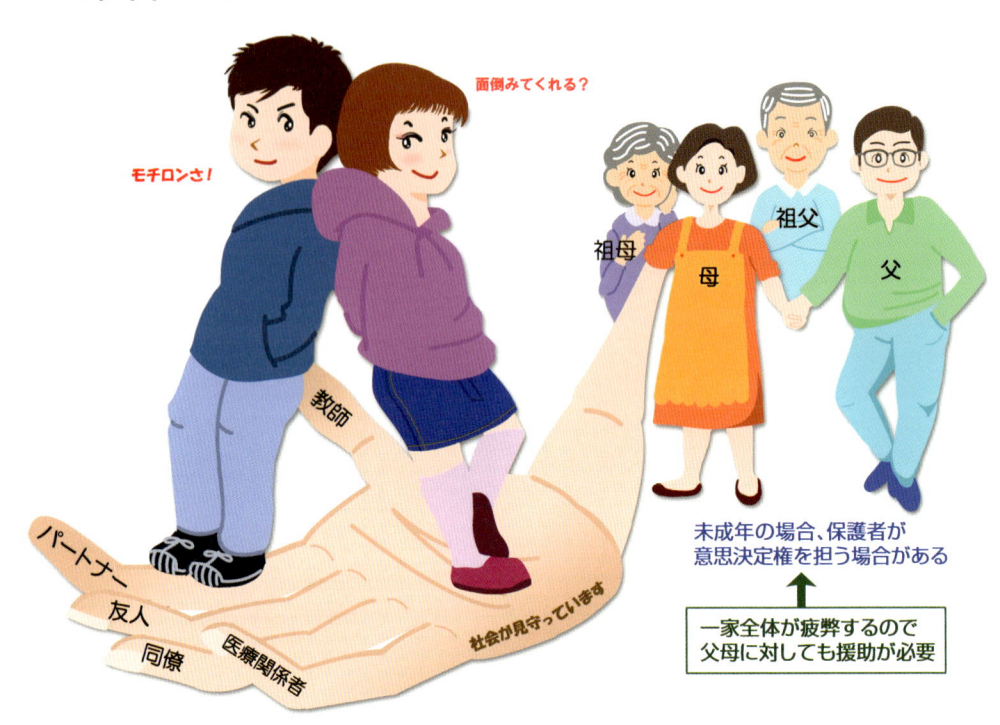

モチロンさ！

面倒みてくれる？

祖母　母　祖父　父

教師

パートナー

友人

同僚　医療関係者

社会が見守っています

未成年の場合、保護者が
意思決定権を担う場合がある

一家全体が疲弊するので
父母に対しても援助が必要

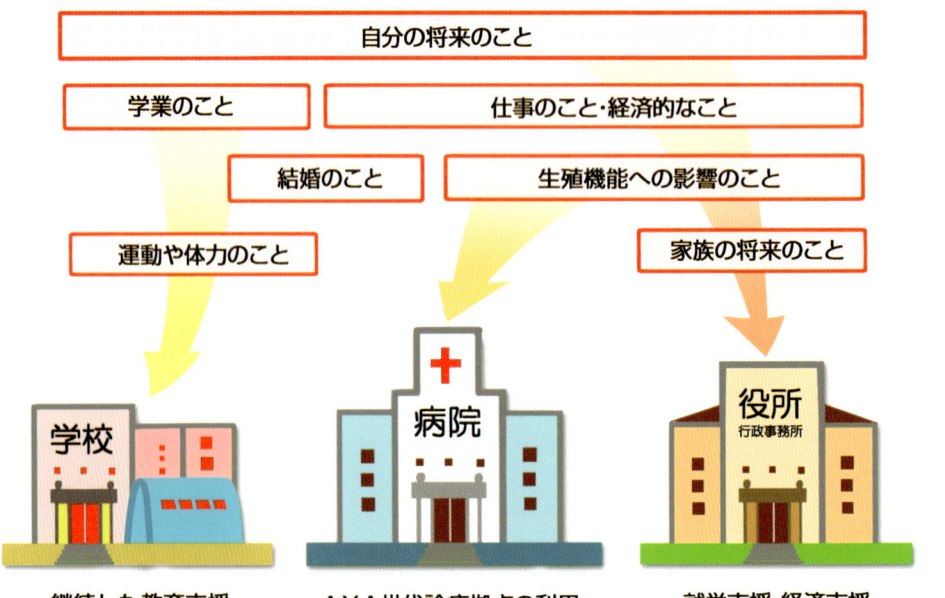

15歳 ← AYA世代のがん患者やがん経験者の主な悩み → 39歳

自分の将来のこと

学業のこと

仕事のこと・経済的なこと

結婚のこと

生殖機能への影響のこと

運動や体力のこと

家族の将来のこと

学校

病院

役所
行政事務所

継続した教育支援

AYA世代診療拠点の利用

就労支援・経済支援

AYA世代の特徴

思春期・若年成人の世代をAYA（Adolescent and Young Adult）世代といいます。思春期は，就学期の時期で，精神的・社会的自立に向けた発達段階にあります。就労前で経済的自立ができていないため，意思決定の主体は親になりがちです。若年成人は就労期で，次世代を生み育て，社会を支える時期です。精神的・経済的に自立し始め，意思決定は本人が中心です。

AYA世代の年齢の定義は明確ではありませんが，本項では15歳以上40歳未満のがん患者で，治療終了後のがん患者，AYA世代にある小児がん経験者も含みます[1]。

小児がんは15歳未満の小児期に発生するがんを指し，1年間に約2,100例診断されているといわれます。AYA世代では，年間約2万人ががんを発症し，すべてのがんの約2%程度と推計されています。AYA世代のがんは発見が遅れることが多く，また，小児がんと比較して一般的に治療成績が悪く，生命予後は不良です。

AYA世代は，がんの診断によりさまざまな悩みや問題を抱えることになります（表）。

AYA世代への支援と課題

AYA世代は，子どもから大人への過渡期であり，発達段階を考慮した支援をします。自立の度合い，就学・就労・経済的状況，家庭環境，ライフイベントを把握し，個別的な対応が大切です。

AYA世代は，若さゆえに自分の意思を相手にうまく伝えることが難しいことがあります。また，未成年の場合，法的な意思決定権をもつ保護者が最終的な医療上の意思決定を担う場合があります。医療者はAYAの思いや希望に耳を傾けて話を聴きます。AYAの主体性や自律性を尊重しながら，治療などの意思決定支援をしていく必要があります。

次に，学業と治療の両立を目指すことがとても大切です。AYAが学びたいときに学べる機会を保証し，継続した教育支援が受けられるように教育機関側との調整をします。訪問教育，遠隔教育等の教育支援体制の構築が課題です。

将来の挙児希望の意思を確認し，妊孕能（にんようのう）を温存するための支援はAYA世代のがん治療では重要な取り組みです。しかし，妊孕性温存にかかわる管理・倫理上の問題，経済的負担などの課題が残っています。

また，AYAの多くが就職を希望していますが，がんの開示により雇用に不安を抱いています。高校や大学と連携しながら就労支援を展開します。

AYA世代にとって，がん治療や晩期合併症は将来の夢や希望に大きく関わります。医療者だけでなく，社会全体でAYA世代を支える仕組みづくりが急務です。

文献
1) 厚生労働省：AYA世代のがん対策に関する政策提言（https://www.mhlw.go.jp/file/05-Shingikai-10904750-Kenkoukyoku-Gantaisakukenkouzoushinka/0000138588.pdf）
2) がん情報サービス：癌登録・統計（https://ganjoho.jp/reg_stat/statistics/stat/child_aya.html）
3) 清水千佳子，他：調剤と情報，23（13），2017

表　AYA世代ががんの診断により抱える悩み

学業，進学	高校は義務教育ではないため，医療施設内の院内学級のような特別支援教育がない。治療によって休学せざるを得ない状況がある。
就労	病気の治療や後遺症が，就職や免許の取得等に影響を与え，人生設計や将来の夢の変更を余儀なくされる場合がある。
結婚，妊娠	治療で妊孕性の低下・喪失する可能性がある。
経済的負担	小児がんに対する「小児慢性特定疾患」は18歳未満が対象で，18歳以上には適用されない。介護保険は40歳以上が対象でAYA世代に発生するがんの経済的負担が問題。
精神的ストレス	病気や治療への不安，入院のストレス，治療の副作用によるストレス，外見の変化（脱毛や色素沈着など）に伴うストレス。

5

AYA世代とがん

44-1 子どもへの伝え方①

◆ がん患者の3タイプの反応

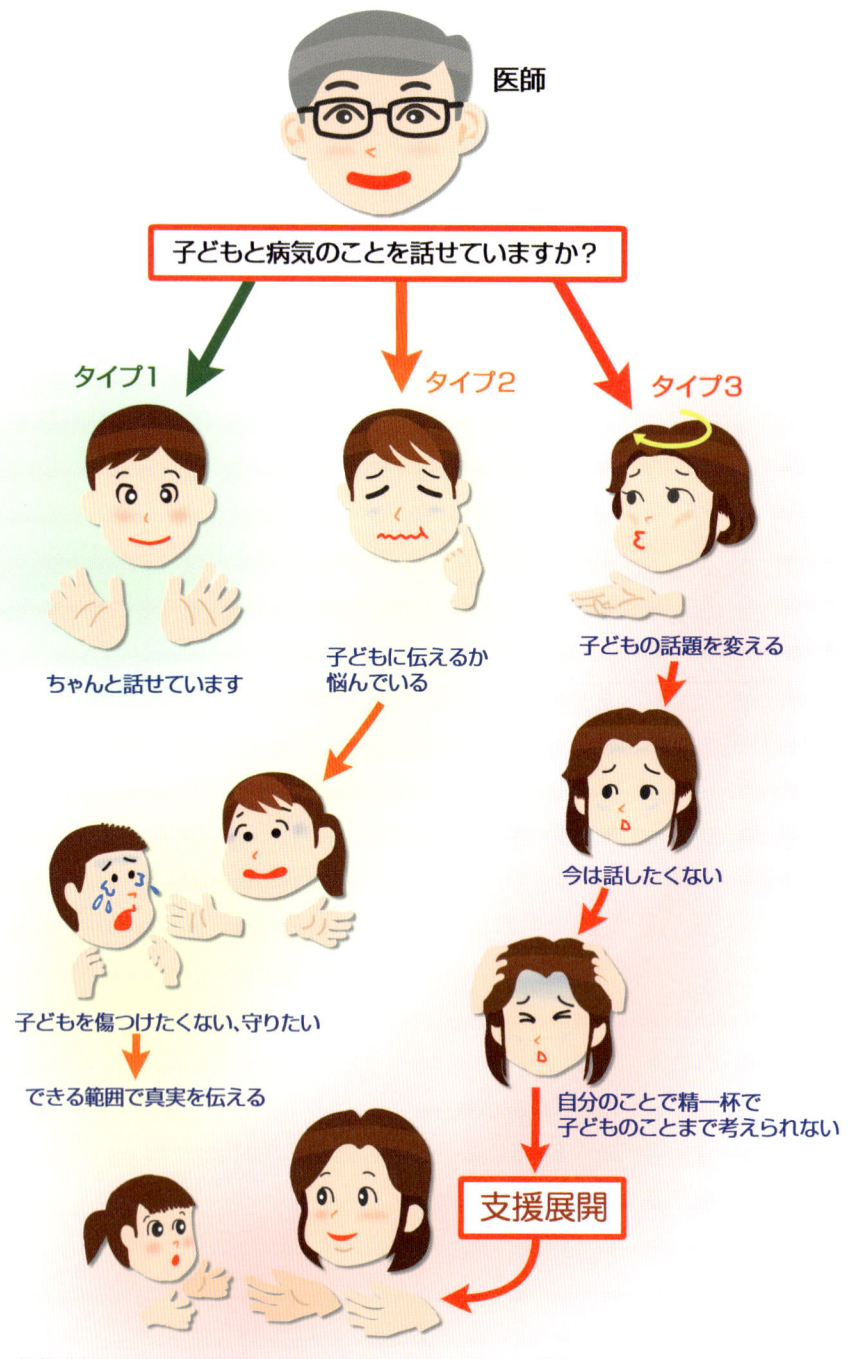

医師

子どもと病気のことを話せていますか？

タイプ1　タイプ2　タイプ3

ちゃんと話せています

子どもに伝えるか悩んでいる

子どもの話題を変える

今は話したくない

子どもを傷つけたくない、守りたい

できる範囲で真実を伝える

自分のことで精一杯で子どものことまで考えられない

支援展開

患者が安心できる支援展開し、親が子どもに向き合えるまで見守る

子どもをもつがん患者への支援

18歳未満の子どもを持つがん患者は年間約5万人います。男性がん患者の平均年齢は46.6歳，女性は43.7歳，親ががんと診断された子どもの平均年齢は11.2歳で，18歳未満のうち0歳から12歳までが半数を超えます[1]。

子どもに親の病気を伝える場合，伝えない場合，それぞれ良い点と悪い点を理解して，医療者は患者と家族に関わりましょう。また，子どもに親の病気を伝えるか，伝えないかは，子どもの親または家族が決めることです。大切なのは，子どもが親の病気を知ることではなく，子どもの生活を守ることです。まずは「子どもと病気のことを話せていますか？」と尋ねることから始めましょう。

子どもに親の病気を伝える？　伝えない？

「子どもと病気のことを話せていますか？」と尋ねたとき，患者は3つの反応を示します。1つ目は子どもと話している，2つ目は子どもに伝えるか悩んでいる，3つ目は患者が子どもの話題を変えるという反応です。

子どもと病気のことを話し合えている患者には，子どもも看護の対象であること，子どものことで悩みがあれば相談に応じることを伝えます。

子どもに病気のことを伝えるかで悩んでいる患者には，その理由を確認します。多くの親は，子どもを傷つけたくない，守りたいという気持ちが強く，子どもに親の病気を伝えることに躊躇しています。そのような場合，"子どもは大人が思うよりも敏感である"ことを伝えてください。子どもはいつもとは違う雰囲気を感じ取り，両親の会話に聞き耳を立てたり，不安な気持ちをうまく表現できずに思い悩んでいたりすることもあります。多くの場合，事実を隠すよりも，できる範囲で真実を伝えた方が子どもは安心感を得ます。もちろん，子どもは事実を知って，一時的に

ショックを受けるかもしれません。それでも「家族の一員として認めてもらった」という経験が大きな自信につながります。ただ，伝え方には工夫が必要です。医療者は，子どもへの病名の伝え方や伝えた後の子どもとの関わり方をアドバイスしましょう（詳細は次項参照してください）。

患者が子どもの話題を変えるときは，"いまは話したくない"というサインです。このとき，患者は自分自身のことで精一杯で，子どものことまで考える余裕がない状況です。患者が安心できる支援を展開し，親が子どもと向き合えるまで見守ります。

親である患者が，どのような考えで，どのような行動をとるか，正解はありません。夫婦ごと，家庭ごとにさまざまな考えがあります。医療者は，患者とそのパートナーの考えを把握することが大事です。

子どもに病気を伝えないときの支援

親が子どもに病気を伝えない場合もあります。例えば，身体の変化が目立たない，子どもの日常生活に影響が少ない，子どもの年齢が幼いなどです。また，"いまは話したくない"というサインを示した患者には，いつでも相談に応じること，患者と子供を含めた家族にとって，より良い時間になれるように支援することを約束します。そして，親の気持ちの準備が整ったときに，子どもに病気のことを伝えましょう。子どもが「どうして教えてくれなかったの？」と悲しんだとき，本当のことを話せなかった理由を子どもに伝えましょう。正直に親の気持ちを伝えることで，子どもは親の気持ちに理解を示してくれるでしょう。

文献
1) 国立がん研究センター (https://www.ncc.go.jp/jp/information/pr_release/2015/1104/press_release_20151104.pdf)
2) Hope Tree (https://hope-tree.jp/)

5

子どもへの伝え方①

子どもへの伝え方②

◆ 子どもに親の病気を伝えるとき

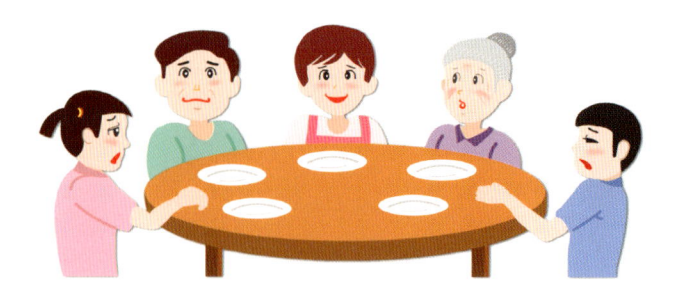

家族全員がそろって、同じ情報を持つことが重要

◆ 3つの C を念頭に置く

1 *Cancer*　　　　がんという言葉をつかう

2 *not Caused*　　誰のせいでもない

3 *not Catchy*　　感染しない

◆ 子どものペースに合わせて

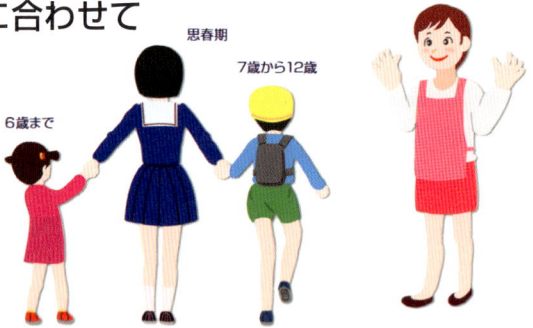

思春期
7歳から12歳
6歳まで

いずれの場合も、子どものペースに合わせて話し合うことが重要

表　子どもと関わるときの 10 の秘訣

1. 適切かつ正確な情報を伝えましょう
2. 治療内容と治療経過，今後の生活に及ぼす影響を説明しましょう
3. 子どもの質問には，可能なかぎり正確に答えましょう
4. 子どもを安心させましょう
5. 周囲の誰もが頼りになることを子どもに伝えましょう
6. あなたのケアに加わってもらいましょう
7. 気持ちを表出することを励ましましょう
8. 子どもたちの世話はきちんとみてもらえることを保障しましょう
9. 子どもたちとのコミュニケーションをできるかぎり最優先しましょう
10. いままでどおり，子どもたちに愛情を示しましょう

〔Hope Tree ホームページ（https://hope-tree.jp/）を参考に作成〕

子どもの準備は整っていますか？

子どもに親の病気や治療のことを説明することは難しく，子どもの発達に合わせた説明が大切です。まず，子どもの意思を確認しましょう。もし，知りたくないと意思表示した場合，その意思を尊重します。そして，知りたくなれば話をすることを約束して，子どもが安心できる環境を整えます。

子どもに親の病気を伝えるとき

必ず，伝える親に心のゆとりがあるときに伝えます。また，家族全員が同じ情報をもつために，家族全員そろうことが大切です。子どもの反応をみながら，適切かつ正確な情報を伝えましょう（左ページ，表）。

また，子どもと話をするとき3つの"C"を念頭に置きましょう。まず，「がん（Cancer）」という言葉を使うことです。「病気」という曖昧な表現は，子どもの想像力を働かせ，より不安を感じる場合もあります。2つ目のCは「not Caused＝がんは誰のせいでもない」ということです。子どもには「あなたが悪いことをしたから，がんという病気になったのではない」と，繰り返し伝えることが大切です。3つ目のCは，「not Catchy＝感染しない」ということです。子どもは「自分も同じ病気になるのでは」と心配します。「ママとパパが抱っこしても大丈夫だよ。病気はうつらないよ」と，具体的に説明するとわかりやすいです。

6歳までの子どもを支援する

多くの未就学の子どもは"がん"という言葉を聞くのが初めてで，病名を知ってもショックを受けることが少ないという特徴があります。また，集中力が続かないので，短時間に分けて話をしたり，簡単な言葉で繰り返し伝える工夫が必要です。また，1～2週間以内に起こること，サポート体制を具合的に伝えると安心します。

7歳から12歳までの子どもを支援する

この時期の子どもは，"がん"は生命に関わる病気だと理解しています。そのため，診断，治療，予後に関しては詳細な情報を求めます。また，がんや治療について素直にさまざまな質問をしてきます。子どもの質問には，誠実に，正しい言葉を使い，具体的に答えましょう。もし，子どもが病院に一緒に行きたいと希望したときには，希望を叶えてあげます。病院を見たり，医療者に会うことは，子どもの理解の助けになります。

思春期の子どもを支援する

思春期の子どもは，親への依存と自立の間で揺れ動く時期です。親の役に立ちたい，親の病気について家族と話し合いたいと思う場合もあれば，そうでない場合もあります。親の病気を知ったときの反応は，予測ができないことが特徴です。

子どものペースに合わせて，話し合うことが大切です。また，親以外との人間関係が子どもの支えになります。同年代の友達と同じような学校生活，社会活動ができるように親戚，学校や地域と連携をしながら子どもの成長を見守ります。

「がんって死んじゃうの？」への答え方

メディアから，がんで亡くなった方の情報をキャッチし，子どもは「がん＝死んでしまう病気」という認識を持ちます。もし，「ママ（パパ）も，がんで死んじゃうの？」と質問されたとき，「死なない」と約束することは，適切ではないといわれています。

人の命には限りがあります。例えば，「いまは良い薬がたくさんあるから大丈夫だと思う。死なないようにがんばって治療を受けているんだよ」と，いま精一杯生きていること，病を克服しようとしている姿勢を伝えましょう。そして，「何か変化が起こったら必ず話すよ」と，誠実に話すことが大切です。

子どもが，自分は愛され，大切にされていると感じ，安心して感情を表現できるようにするため，子どもの話を聞くことが大切です。

文献
1) Hope Tree ホームページ（https://hope-tree.jp/）
2) 緩和ケア編集委員会：とても大切な人ががんになったときに開く本. 緩和ケア，24：2-77，2014

5

子どもへの伝え方②

45 在宅でのがん医療

◆ 地域医療連携

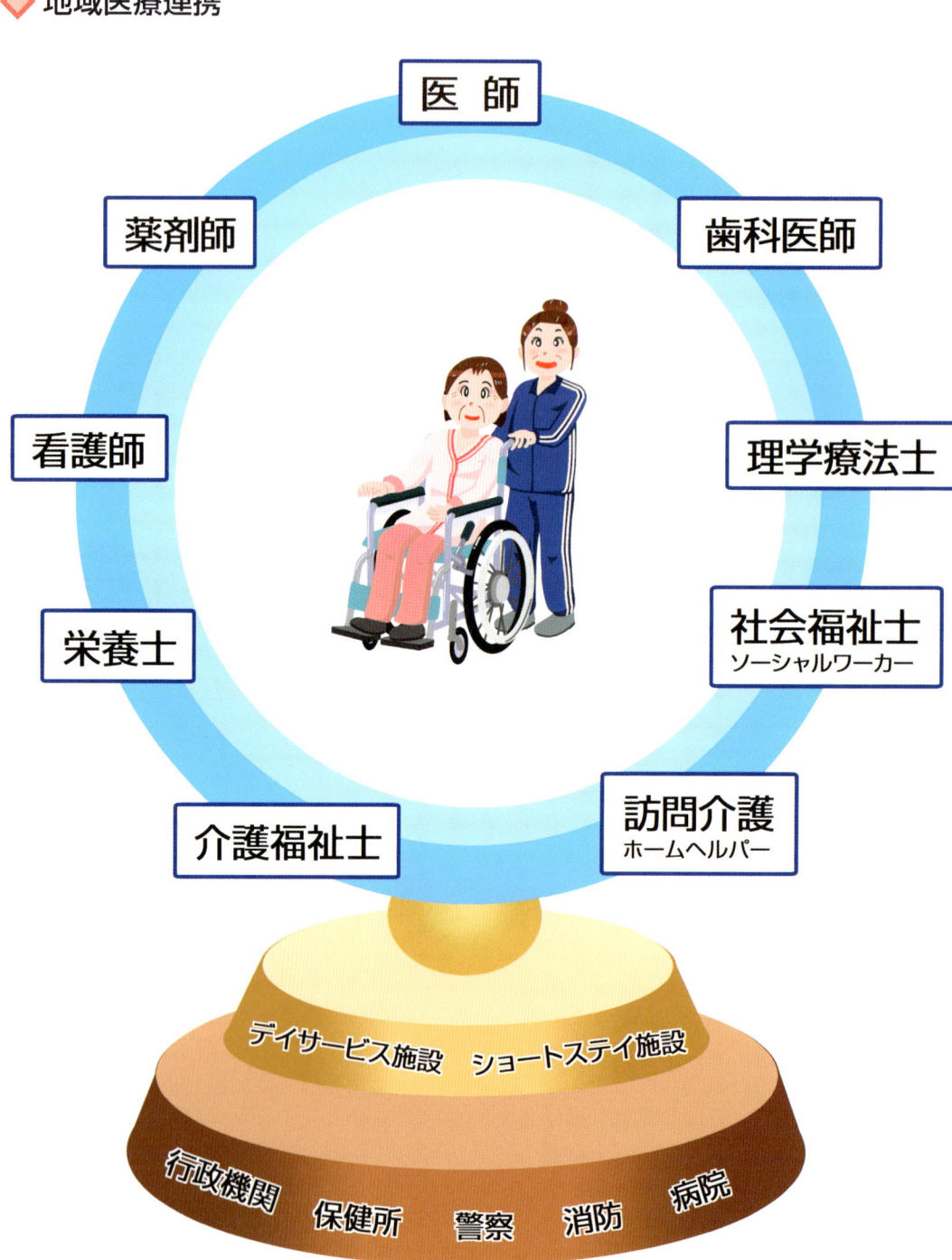

在宅でのがん医療

　病院や診療所は，医療を行う施設として入院機能や外来機能を有していますが，社会の高齢化が進むなかで重要性が増してきたのが，在宅医療です。がん医療も在宅で受けることができます。在宅医療のメリットは，その方にふさわしい環境で生活を送りながら医療を受けられることです。

在宅医療とは

　在宅医療とは，病院ではなく，自宅などの患者自身が住み慣れた環境で病気の療養をすることです。住み慣れた場所で「普段どおり」に近い日常生活を送ることができて不安やストレスが軽減される，仕事を続けながら治療を行うことができるため経済的な問題が軽減する——などのメリットがありますが，副作用やトラブルが起こったときの対処を，患者自身やその介護者が行う必要もあります。がんの治療を行う医師に加えて，かかりつけ医，訪問看護師，薬剤師，作業療法士，理学療法士，歯科衛生士，栄養士，介護士など，患者を訪問する地域の医療・ケアの提供者が在宅医療を支えます。

地域医療連携とは

　地域には，急性期・回復期など機能が異なる病院，かかりつけ医，訪問看護ステーション，保険薬局など，さまざまな医療を提供する施設があります。地域医療連携とは，地域医療の中核となる病院がすべての医療機能を提供するのではなく，地域の医療施設が連携して，それぞれがもっている機能を発揮して役割を分担することにより，より良い治療を継続的に受けることができるようにするものです。地域医療連携を行うことにより在宅医療が可能になります。

アドバンス・ケア・プランニング

　人は誰でも，いつでも，命に関わる大きな病気やケガをする可能性があります。また，超高齢社会を迎えて，人生の締めくくりの時期に，家族や医療・ケアを提供する人たちがどのように寄り添うかが大きな課題となっています。一人ひとりの希望に沿った生き方を実現するためには，その意思を十分に尊重し，最善となる医療およびケアを充実させることが望まれます。命の危険が迫った状態になると，約4分の3の方が医療・ケアなどを自分で決めたり，望みを人に伝えたりすることができなくなるといわれています。もしものときに備えて，人生の締めくくりの時期に自分が希望する医療・ケアを受けるために，自分の望みや大切にしていること，治療やケアについての考えを，自分自身で考えたり，信頼する人や医療・ケアチームなどと繰り返し話し合ったりする取り組みを「アドバンス・ケア・プランニング（ACP）」といいます。本人の意思決定を基本として，家族など信頼できる人，多職種の医療・介護従事者から構成される医療・ケアチームが十分な話し合いを行い，その内容を文書にまとめておきます。また，意思は変化することもあるため，本人が自らの意思を，その都度示し伝えて，話し合いを繰り返し行うことが重要です。ACPは時間と手間がかかったり，話し合い自体が患者，家族にとってつらい体験となったりすることがあります。しかし，本人の自己コントロール感が高まる，本人や家族と医療・ケアチームとのコミュニケーションが改善する，本人の意向が尊重されたケアが行われて本人と家族の満足度が向上する——などのメリットもあります。ACPの目的は，本人の意思を尊重して尊厳ある生き方を実現することです。

文献
1）厚生労働省：人生の最終段階における医療・ケアの決定プロセスに関するガイドラインの改訂について（2018年3月）(https://www.mhlw.go.jp/stf/houdou/0000197665.html)

5

在宅でのがん医療

46 骨の健康

◆ エストロゲン正常時

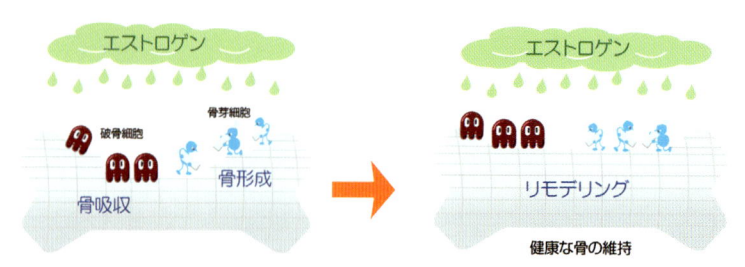

◆ エストロゲン低下時（LH-RH，アロマターゼ阻害薬等使用時）

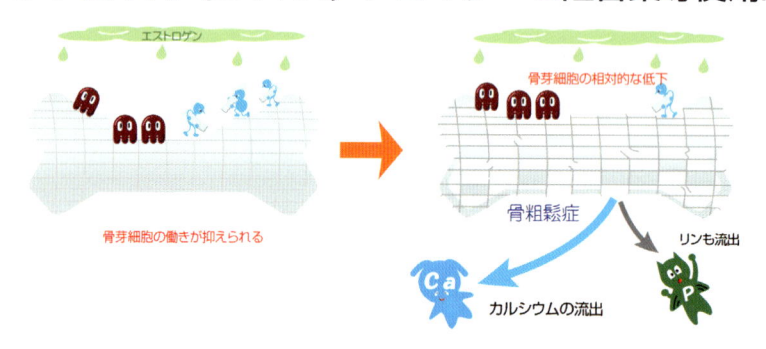

◆ リンの摂りすぎに注意

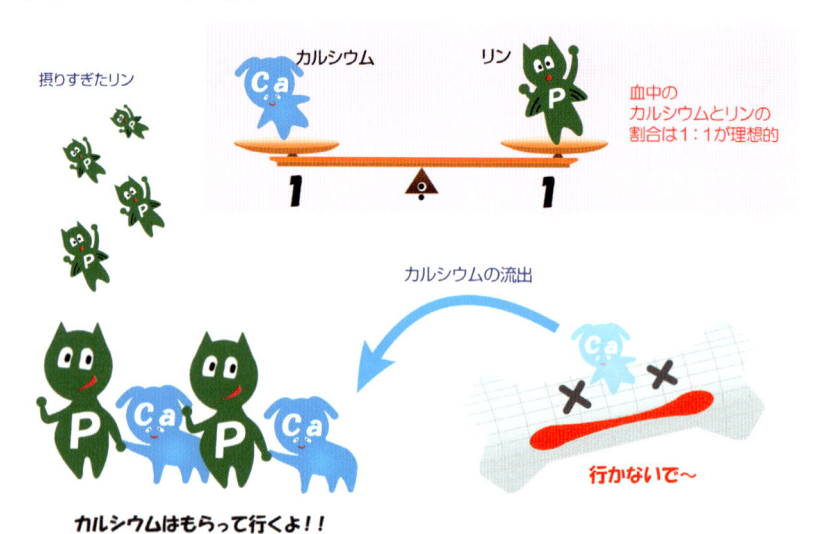

表　WHO の骨密度による診断カテゴリー

正常	骨密度値が若年成人の平均値の−1SD（標準偏差）以上。（Tスコア≧−1）
低骨量状態（骨減少）	骨密度値がTスコアで−1より小さく−2.5より大きい。（−1＞Tスコア＞−2.5）
骨粗鬆症	骨密度値がTスコアで−2.5以下。（Tスコア≦−2.5）
重症骨粗鬆症	骨密度値が骨粗鬆症レベルで，1個以上の脆弱性骨折を有する。

がんと「骨の健康」

　がんはいくつかの異なる方法で骨に影響を及ぼします。骨原性肉腫などのがんは骨に発生します。また，乳がん，前立腺がん，肺がん，腎臓がんなどの固形がんは骨に転移することがあります。がんが骨に発生・転移したり広がったりすると，骨の痛みが起こり，骨の衰弱，骨折，血中のカルシウム濃度の上昇などの合併症のリスクが高まります。また，乳がんや前立腺がんに使用される特定の薬剤は，骨粗鬆症として知られる骨の菲薄化を招く可能性があり，骨折のリスクを高めます。

がん治療と骨の健康

　乳がんや前立腺がんで治療を受けている患者は，骨粗鬆症のリスクが高いため骨折のリスクが高くなることがあります。

乳がん：閉経後の乳がん患者には，がんの増殖を防ぐために，多くの場合エストロゲンレベルを下げるアロマターゼ阻害薬が投与されます。閉経後の女性は，もともと低いエストロゲンレベルのために骨粗鬆症のリスクがあり，治療はこのリスクをさらに高めます。閉経前の乳がんの女性では，化学療法によって早期閉経・更年期障害の状況になることがあります。この状態は永続的ではないものの，骨粗鬆症リスクを高めます。

前立腺がん：前立腺がんの治療に用いるLH-RH療法は骨量の減少と骨粗鬆症のリスクを高めます。

骨のリモデリング

　「骨はコンクリートのように硬く，一生変化しない」というのは誤解で，骨は毎日新陳代謝をくり返しています。

　古い骨が壊されることを骨吸収（破骨細胞によって壊す），新しい骨が作られることを骨形成（骨芽細胞によって作る）といいます。骨吸収と骨形成がバランスをとることで健康な骨を維持しています。骨吸収と骨形成で骨が再構築されることを"骨のリモデリング"といいます。さまざまな条件で骨のリモデリングのバランスが崩れると，骨形成を上回るスピードで骨吸収が進み，骨の内部はすき間が多い状態になり，骨粗鬆症になります。

　骨強度は骨量だけでなく骨質を加味した概念です。NIH（米国国立衛生研究所）は骨粗鬆症の定義を「骨強度の低下を特徴とし，骨折のリスクが増大しやすくなる骨格疾患」としています。NIHでは骨強度の70％を骨密度が占め，残り30％は骨質が関与するとしています。骨質には微細構造，骨代謝回転，微小骨折，石灰化などが関与します。

骨粗鬆症

　骨粗鬆症は骨折リスクが増大した状態です。WHO（世界保健機構）は，「骨粗鬆症は，低骨量と骨組織の微細構造の異常を特徴とし，骨の脆弱性が増大し，骨折の危険性が増大する疾患である」と定義しています。

　1994年，WHOは一般人口における骨密度値と骨折発生率との関連性に基づく骨粗鬆症の診断カテゴリーとして「正常，低骨量状態（骨減少），骨粗鬆症，重症骨粗鬆症」を示しました（表）。

骨の健康を維持する

　がんに罹患することで，さまざまな形で骨に影響を与える可能性があります。骨の健康を維持することはがんサバイバーにとって非常に重要です。骨の健康維持には栄養と運動が重要な役割を担います。巻末資料131頁を参照してください。

文献
1) WHO：World Health Organ Tech Rep Ser, 843：1-129, 1994
2) NIH：NIH Consens Statement, 17(1)：1-36, 2000

5

骨の健康

47 セクシュアリティとがん

◆ セクシュアリティへの支援

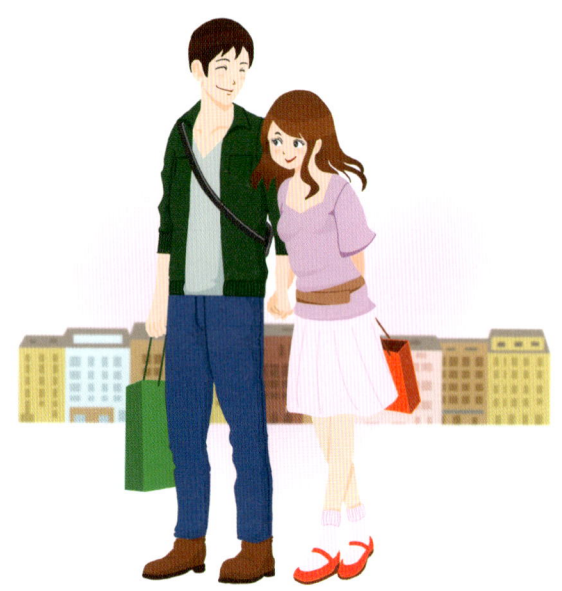

性に関する悩みをパートナー同士で話し合う

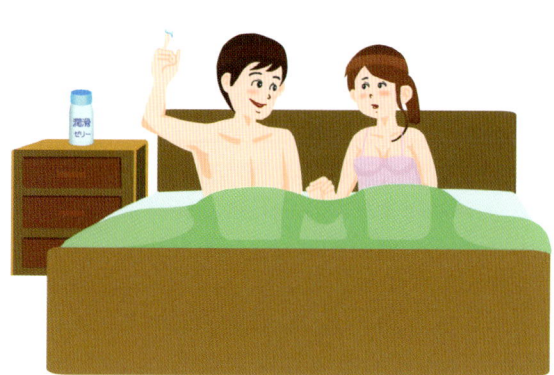

患者とパートナー自身が新たな性のあり方を見出す

表　気持ちが楽になる性生活のヒント

1. 性行為によって病気が進行することはありません。
2. 起こり得る性的変化を知りましょう。
3. 少しずつ，ゆっくり始めましょう。
   手をつなぐ，優しく抱き合うなどのスキンシップを大切にしましょう。
   いきなり成功を目指さず，リラックスできる雰囲気を作りましょう。
4. 発病前のパターンにこだわる必要はありません。
   疲労がたまっていないときにしましょう。
   抵抗があるなら着衣のままでも大丈夫です。
   相手の満足だけでなく，自分の満足を大切にしましょう
5. 何はなくてもコミュニケーションを心がけましょう。
   察し合いは誤解を招きます。素直な気持ちを伝えましょう。
   無理な我慢は長続きしません。ボディ・ランゲージも効果的です
6. 疼痛などの症状コントロールが不十分なら医療者に相談を。
7. 暮らし全体の見直しも大切です。
   パートナーと一緒に時間を過ごせていますか？
   自分の時間も大事にできていますか？
8. 使える商品や相談窓口があります。

〔高橋都：家族看護，6(12)：109-113，2008をもとに作成〕

セクシュアリティとがん

　セクシュアリティには，女性や男性など生物学的な性，自分自身は女性あるいは男性だと認識している性の自認（性同一性，こころの性），社会から期待される性役割，恋愛感情や性的魅力を感じるかといった性的指向，性行動などの要素が含まれます。また，セクシュアリティは，身体面，精神面，対人関係，行動面が関与し複雑なものですが，生活の一部でもあります。

　がんと診断されると気持ちが不安定になるため，性欲の減退につながります。また，がん治療による性機能障害や性的反応の問題がさまざまな形で生じます。また，セクシュアリティの問題は，精神的要因と身体的要因が重なって起こる場合もあります。

がん治療とセクシュアリティ

　手術は直接的な形でセクシュアリティに影響します。婦人科の手術では，卵巣機能不全に伴う性欲低下や性的興奮，オルガズムへ達する能力の低下を起こします。また，膣の短縮および乾燥によるペニス挿入の不完全さがあります。乳がんの手術の場合，乳房喪失や乳房が変形するため，術創への愛撫による不快感・違和感が生じ，性欲や性感の低下を来します。男性の骨盤領域の手術では，骨盤内部の神経損傷に伴い勃起，射精，オルガズムに問題が現れます。さらに，身体の変化に対するパートナーの反応を心配するあまり性的関心の低下やパートナー自身の性的欲求や感受性が変化します。

　薬物療法では，全身倦怠感，脱毛，悪心・嘔吐などの副作用が原因で性的欲求の低下，女性の場合は卵巣機能の低下に伴う性交痛やオルガズム閾値上昇などの影響があります。また，ボディイメージや性的自己イメージの変化を生じます。

　骨盤領域への放射線療法において，男性では勃起の達成と持続に関する問題，女性は更年期症状（膣潤滑低下，膣乾燥など），膣の変化による性交時の痛みや不妊症，長期的な性的問題を招きます。また，全身倦怠感や毎日の通院による疲労感の蓄積は性欲低下の原因になります。

　このようにがん治療は，患者への身体的変化と心理的変化だけでなく，パートナーのセクシュアリティにも影響します。

患者とパートナーの悩み

　患者とパートナーは，医療者に性について相談してもいいのか，性行為によって病気が進行しないか，いつから性行為を再開してもいいのか，パートナーにがんが伝染しないか，性行為は再開できたけれど以前とは違う——などとさまざまな悩みを持っています。

　また，性に関する悩みをパートナー同士で話し合うことは少なく，未解決のままにしている傾向にあります。

セクシュアリティへの支援

　医療者は，患者とパートナーの性行為（例えば膣とペニスの性交）が可能になることを支援するのではなく，カップル双方にとって満足のゆく新たな性のあり方を見出せるように支援することです。また，セクシュアリティに関するニーズは，個別性の高いものであるため，患者とパートナー自身で解決策を見出せるように支援します。

　具体的には，相手からの相談を待つのではなく，早期から性に関する情報提供をします（表参照）。その際，既存の無料小冊子を活用するとよいでしょう。また，膣潤滑ゼリー（無料試供品の提供がある）を退院指導時などに手渡す方法もあります。場合によっては，専門家の力を借りましょう。

文献
1）黒澤亮子，飯岡由紀子：聖路加看護学会誌，19（2）：3-12，2016
2）高橋都：家族看護，6（12）：109-113，2008

5

セクシュアリティとがん

48 社会的リソース（サポートセンター等）へのアクセス

◆ 社会的リソースへのアクセス

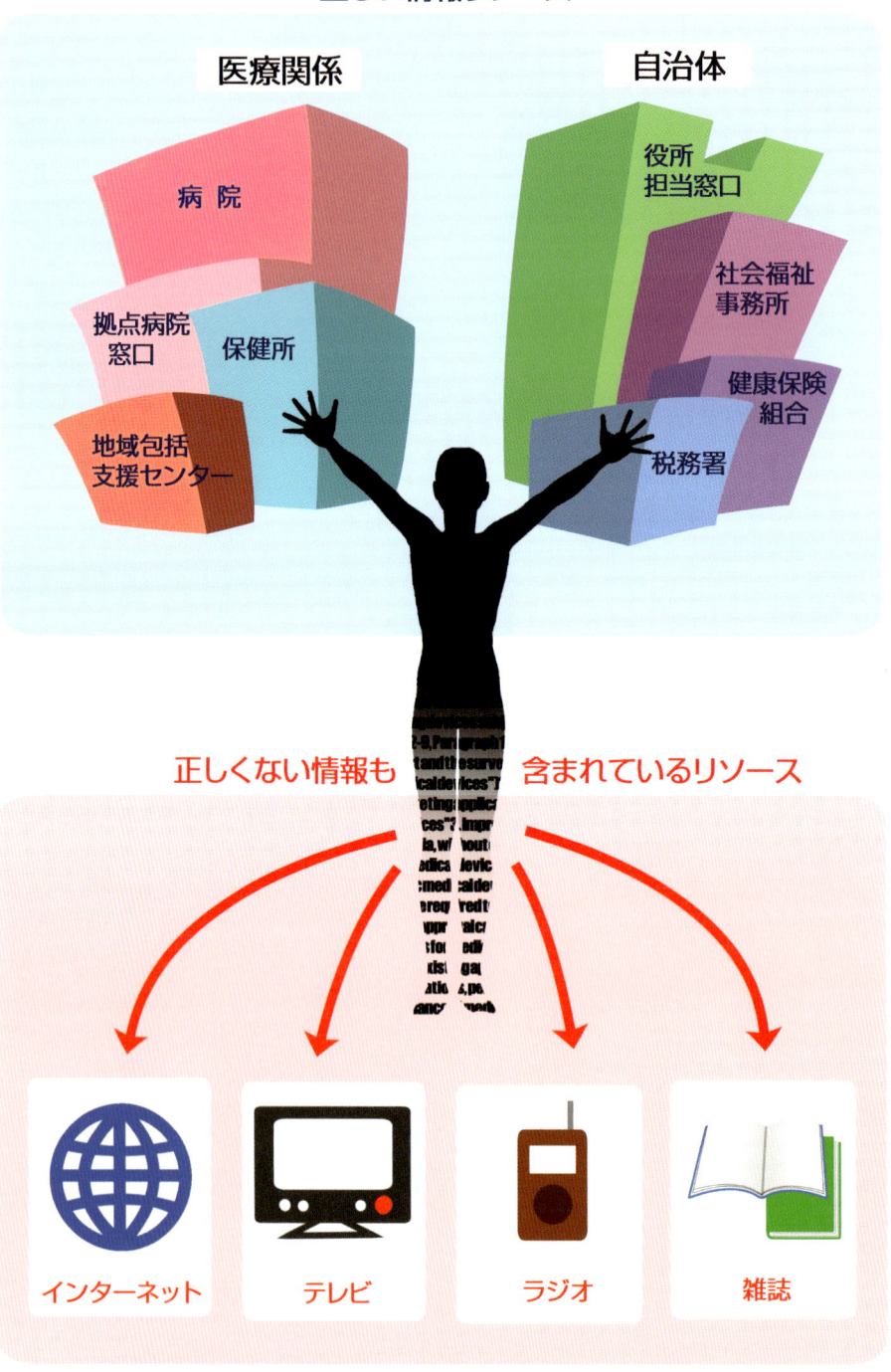

正しい情報リソース

医療関係

自治体

病 院

役所
担当窓口

拠点病院
窓口

保健所

社会福祉
事務所

健康保険
組合

地域包括
支援センター

税務署

正しくない情報も　含まれているリソース

インターネット　テレビ　ラジオ　雑誌

いつの情報か？ 誰が発信か？ 情報の根拠が何か？ を確認する

社会的リソースの広がり

　社会的リソースとは，人々が抱えているさまざまな治療上，生活上の問題を解決する医療と福祉サービスの総称です。医療費や生活費の負担，家事・育児などの生活に支障がある場合は，公的な助成・支援制度や介護・福祉サービスが活用できます。また，医療者自身，患者会も社会的リソースの一つといえます。社会的リソースは，がんの診断時から利用できます。また，治療効果がなくなった場合でも，医療保険と介護保険を活用して住み慣れた自宅で過ごすことが可能です。医療は病院や診療所だけでなく，自宅でも受ける時代です。

情報の探し方

　個人の病状や治療，生活状況に応じて，必要な情報は異なります。まずは，いま何が一番必要な情報かを考えましょう。身近な医療者に相談したり，各医療機関の相談窓口，がん診療拠点病院のがん相談支援センターを利用するとよいでしょう。人と話すうちに，頭の整理につながります。また，インターネットの活用で多くの情報を簡単に入手することができます。無料で相談できるサイトがあり，各自治体もインターネットで相談できる内容などを公表しているので上手に活用しましょう。

　各医療と福祉サービスや制度の対象となる基準には，本人だけでなく家族（世帯）の所得や状況が関係するものもあるので，家庭全体の状況から活用できる制度がないか調べましょう。

情報を探すときのポイント

　世のなかは，医療情報であふれています。情報源は，テレビ，ラジオ，インターネット，雑誌の広告，知人・友人などさまざまです。情報には，信頼できる情報とそうでない情報が混在しています。がんに関する情報を見聞きしたときには，いつの情報か，誰が情報を発信しているか，情報の根拠が何かを確認しましょう。何が正しい情報か判断ができない場合，医療者に相談するように伝えます。

活用して欲しい社会的リソース

- 国立がん研究センター がん情報サービス
  (https://ganjoho.jp/public/index.html)
  - がんに関する基礎情報，・診断・治療・生活・療養に関する情報など信頼できる情報をわかりやすく提供しているサイトです
- 公益財団法人 日本対がん協会
  (http://www.jcancer.jp/)
  - がん患者と家族の支援，正しい知識を提供しているサイトです。がんに関する無料相談も行っています。
- がん制度ドッグ
  (http://www.ganseido.com/)
  - 病状・体調・ご希望に合った公的・民間の医療保険制度や経済的な問題に関連した制度を探すことができるサイトです。
- 認定NPO法人 ディペックス・ジャパン
  (https://www.dipex-j.org/)
  - 病気や障害，医療の体験談を動画や音声でお届けしているサイトです。
- がんサバイバー・クラブ
  (https://www.gsclub.jp/circle)
  - 地域で活動している全国の患者会や患者支援団体の情報をお届けするサイトです。

　相談内容と制度については巻末資料132頁を参照してください。

5

社会的リソース（サポートセンター等）へのアクセス

49 周囲の人との関わり

◆ 支え合う

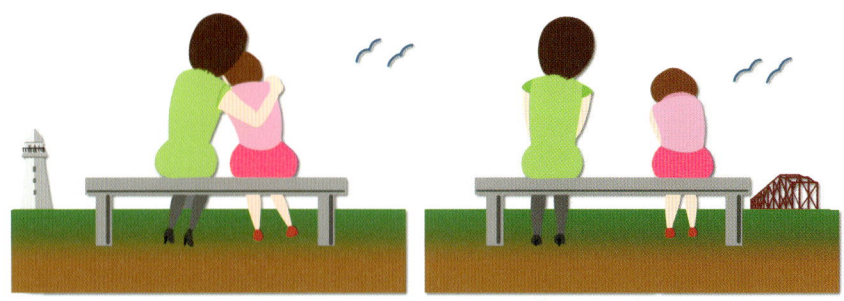

本音を話せる相手と　　　　一緒にいるだけでもいい

◆ 時には笑わせてくれる相手と

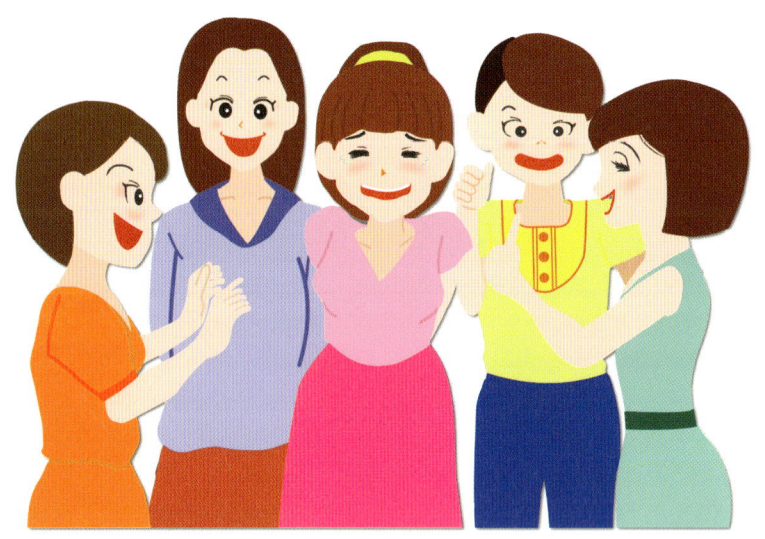

笑うことは、ポジティブな効果をもたらします

◆ 社会の支えもうけながら

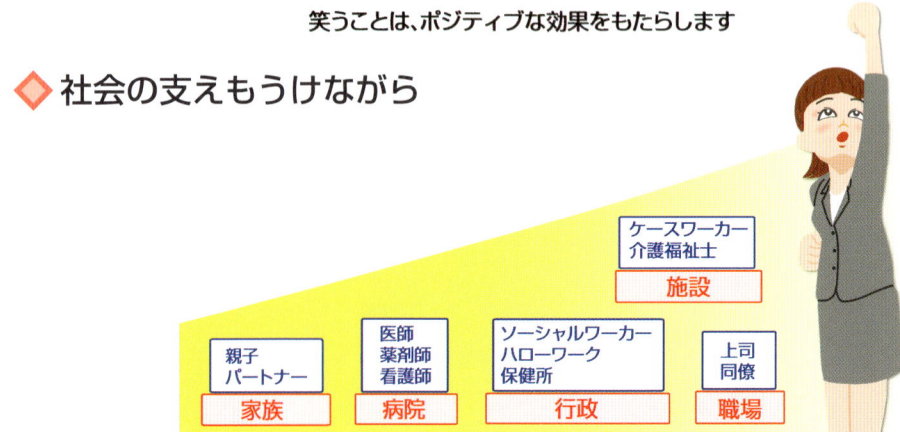

	ケースワーカー 介護福祉士	
	施設	
親子 パートナー	医師 薬剤師 看護師	ソーシャルワーカー ハローワーク 保健所	上司 同僚
家族	病院	行政	職場

できる範囲で無理せずに

患者から見た周囲の人

1. 支え合う

　がんにかかって治療が必要な状態になったときに，「周りに迷惑をかけたくない」という気持ちから，無理をしてしまう患者もいるようです。周囲の人は，頼ってほしいと感じているかもしれません。また，病気でも治療中でも患者が周囲の人の力になることは可能です。話を聞いたり，一緒に過ごしたりするだけでも大きな存在となることもあります。できることと，頼ることを見極め，話し合って互いに支えあう関係を継続するよう伝えましょう。

2. 話せる相手

　社会のなかで，人はいつも本音で生活しているわけではありません。しかし，つらいとき，悲しいときの気持ちや，うれしいことを本音で話せる存在は必要です。特につらいときには聞いてもらうだけで気持ちが楽になることもあります。つらい気持ちに押しつぶされてしまう前に誰かに気持ちを聞いてもらうことを勧めましょう。

3. 笑わせてくれる相手

　つらいときや悲しいときに「とても笑う気持ちになれない」と感じる時期もあります。しかし，それはそう長くは続かないものです。少し気持ちが落ち着いたら，楽しみを見つけることが気分転換になります。特に，笑うことは心身にさまざまなポジティブな効果をもたらします。心から笑わなくても，口角を上げて笑顔を作るだけでもある一定の効果を得られることもわかっています。いつも明るく，笑わせてくれる人と会ってみるのも患者にとっての一助となるかもしれません。

4. 医療従事者

　病院では，医師・薬剤師・看護師以外に，心理カウンセラーやソーシャルワーカー，理学療法士などさまざまな職種の人が患者と家族を取り巻いていることを説明します。それぞれに役割がありますが，誰もが患者の話を聞く準備をして待っていることを伝えましょう。また，医療従事者には守秘義務があり，他言しないことも伝えます。誰にも言えないようなことがあるときは，話しやすい相手を見つけて聞いてもらうのもいいでしょう。

患者を支える人

1. 家族

　家族が一番身近にいることが多いでしょう。家族自身もつらく悲しい気持ちにあるときに，患者を支えなければならないと意気込みすぎると，負担が重くなり患者もそのことを察知するかもしれません。ときには患者にも何かしらの役割を担ってもらいましょう。また，家族のつらい気持ちを聞いてくれる人を探しましょう。治療に関することは医師，薬剤師，看護師と，生活や療養費に関わることはソーシャルワーカーと相談するよう伝えます。

職場の同僚，上司の立場から患者を支える

　がん治療は多くの身体的な侵襲を伴います。仕事を継続しながら治療を続けることは大変負担の大きいものです。治療が終わって仕事に復帰した場合でも，以前と同じ仕事をこなすことは難しい場合があります。患者は決してサボっているわけではありません。なかには治療中であることを公表していない方もいます。そんなときに同僚や上司の理解は大きな支えになります。しかし，過剰なサポートも「迷惑をかけている」と感じられる場合があります。患者の身体の状態を正しく理解する姿勢で話を聞いてみます。そのうえで，できる範囲の仕事を任せて見守るべきでしょう。

文献

1) 内富庸介，他：サイコオンコロジーを学びたいあなたへ．文光堂，2011
2) 上村恵一，他・編：がん患者の精神症状はこう診る 向精神薬はこう使う．じほう，2015
3) Cancer care（https://www.cancercare.org/publications/）
4) 藤原裕弥：安田女子大学紀要，43：67-75，2015
5) 三宅優，他：岡山大学医学部保健学科紀要，17：1-8，2007
6) 大阪府「笑いと健康」事業：大阪発笑いのススメ 意外と知らない笑いの効用（http://www.pref.osaka.lg.jp/bunka/news/warai.html）

就労と医療費─がん患者の就労支援

◆ がんと就労の問題

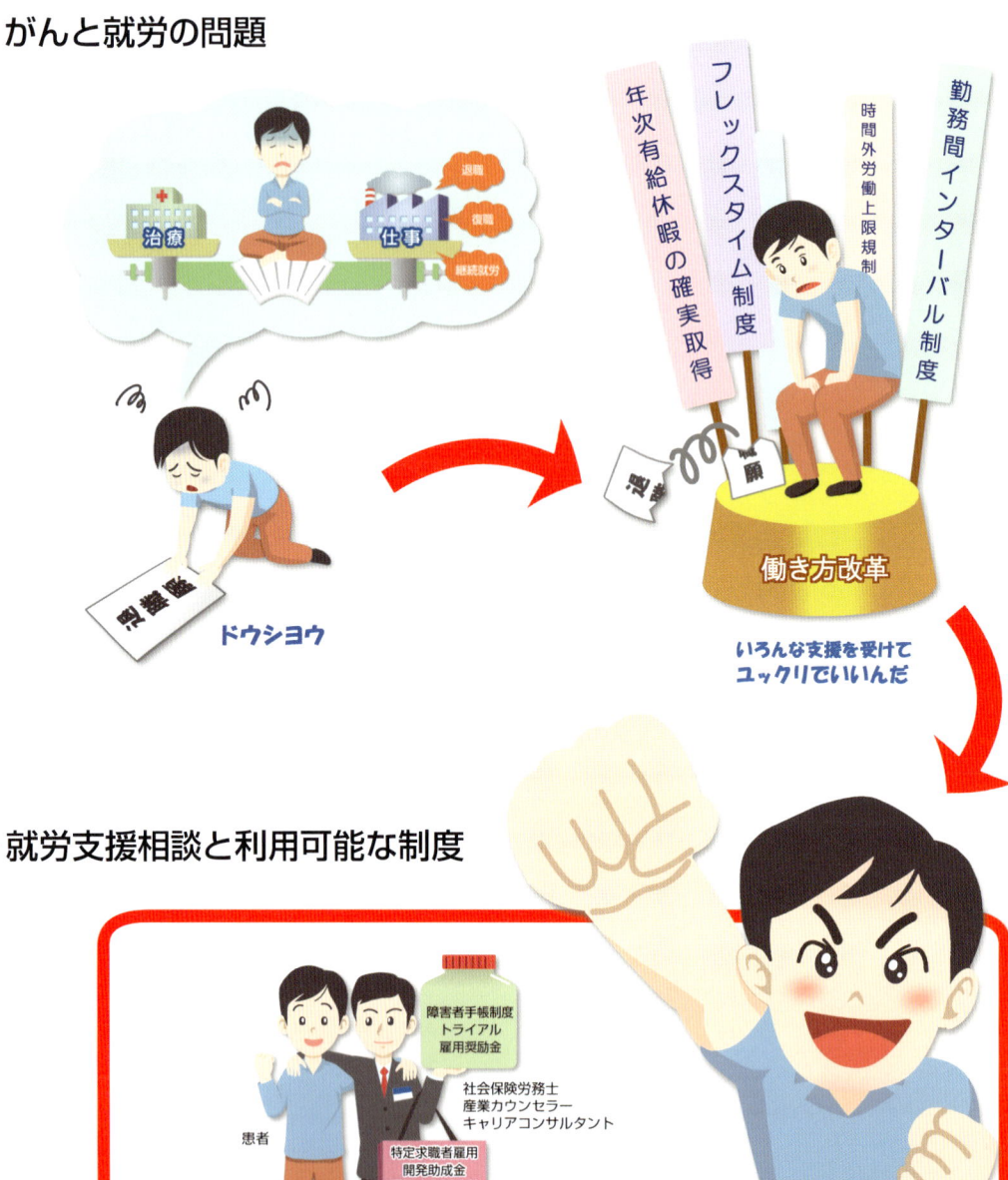

◆ 就労支援相談と利用可能な制度

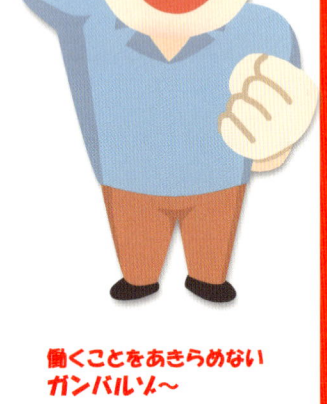

がん患者が直面する治療費と仕事の問題

がん診療がめざましく進歩している一方で，治療費が高額になり治療の継続が困難になるということもあるかもしれません。また，がんと診断され，治療との兼ね合いで就業環境が整わず仕事を辞めてしまう，それにより経済的にも困窮してしまう――というケースも少なくないようです。

国は，「改正がん対策推進基本法」でがん治療について正しい知識をもつことや，がん患者が治療のために仕事をあきらめないように，雇用主に対して配慮することなどを求めています。がんと診断されたからといって，必ずしも退職することはなく，仕事を続けていくために必要な知識や情報を知ることが大切です。

「働き方改革」による就労への影響

2019年4月には「働き方改革」が導入され，働き方改革関連法により，時間外労働の上限規制，年次有給休暇の確実な取得やフレックスタイム制の拡充などについて法的に規定されるようになりました（一部施行予定も含む。表）。

表　働き方改革による「長時間労働の是正と，多様で柔軟な働き方の実現」の項目

- 時間外労働の上限規制
- 年次有給休暇の確実な取得
- 勤務間インターバル制度の普及促進
- 中小企業への割増賃金率の猶予措置の廃止
- 同一労働同一賃金
- 労働時間の客観的な把握
- フレックスタイム制の拡充
- 高度プロフェッショナル制度
- 産業医・産業保健機能の強化

〔政府広報ホームページ（https://www.gov-online.go.jp/cam/hatarakikata/about/index.html）より引用〕

例えば通勤では，十分に体力が回復していないような場合は時間に余裕を持つ必要があります。手術の後遺症で腕を上げることが困難で電車のつり革が持ちにくかったり，ふらつきがあったりすれば，混雑を避けた時間帯にフレックスタイム制度を使って出勤することが可能かどうか，相談することも可能かもしれません。

このほか，いままで取りにくいと感じていた有給休暇を使って通院時間を確保したり，治療による副作用について，仕事への影響があるか否か産業医に相談したりすることもできるかもしれません。

休職後に復帰する際も，すぐに以前のペースで仕事に打ち込むのではなく，上司や同僚と相談しながら，仕事の量や内容を調整することも必要です。頑張りすぎて体調を崩してしまってはかえって周囲に迷惑をかけてしまうかもしれません。そのためにもさまざまな制度を知って工夫をすることが大切です。

医療費・仕事のために知っておくべきこと

医療費については，高額療養費や傷病手当金のように，がんをはじめとした疾病の治療にあたり利用できる制度があります。また，就労にあたっては，休職前や休職後の職場復帰の時期には会社の就業規則を確認することもとても大切なことです。復職後の通院時間の確保や，家族が病気になり介護が必要になった場合に使える介護休暇や介護休業など，いざというときに負担を減らすために利用できる制度もあります。次項以降でそれぞれについて紹介します。

5

就労と医療費―がん患者の就労支援

◆ 介護休暇（条件あり）

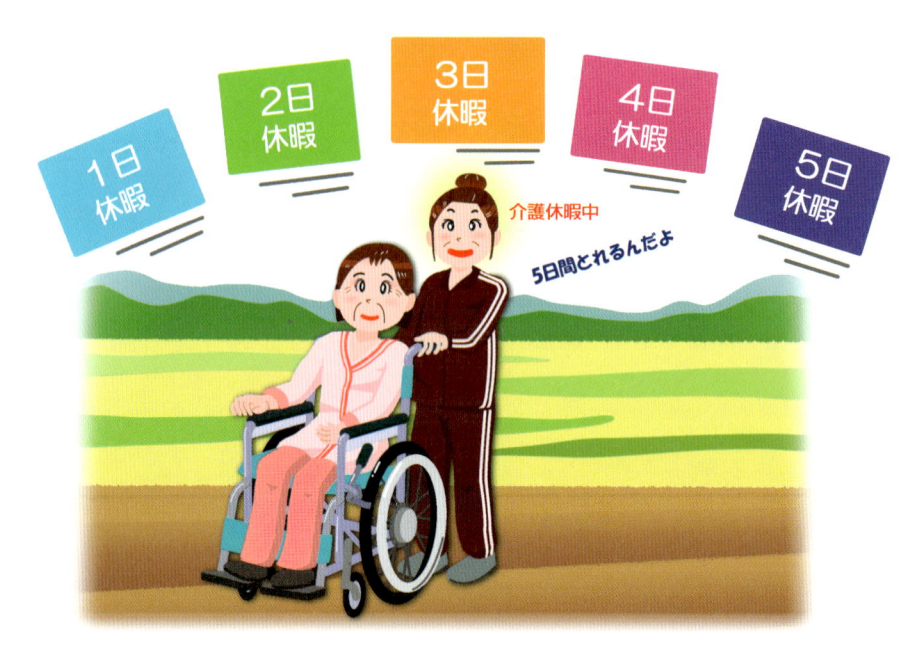

◆ 介護休業（条件あり）

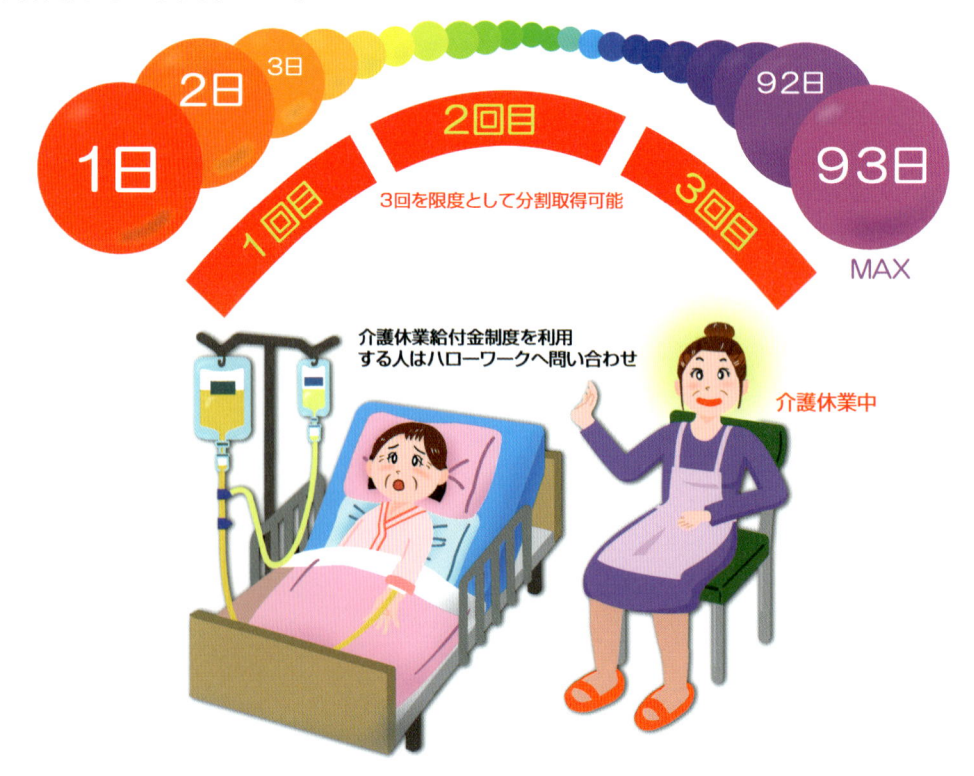

介護休暇

　介護休暇は，「育児休業，介護休業等育児又は家族介護を行う労働者の福祉に関する法律」で規定されている，介護や家族の世話が必要な日について仕事を休める制度です。雇用期間が6カ月以上であれば，正社員だけでなくパートやアルバイト，派遣労働などの非正規雇用で働いている人も取得できます。

　2週間以上の期間にわたって常時介護を必要とする要介護状態にある対象家族の介護，その他の世話を行う従業員は，会社に申し出ることにより，対象家族が1人につき年に5日まで，2人以上につき年に10日まで，1日単位や半日単位での取得が可能です。対象家族は，配偶者・実父母・配偶者の父母・子・祖父母・兄弟姉妹・孫です。

　日々雇用される従業員，労使協定締結により入社して6カ月未満の従業員や1週間の所定労働日数が2日以下の従業員等については取得できないことがあります。

介護休業

　介護のために仕事を休める制度です。介護休暇と違う点はいくつかあります。

　2週間以上の期間にわたって常時介護を必要とする要介護状態にある対象家族の介護，その他の世話をする従業員は，会社に申し出ることにより，対象家族1人につき，通算して93日まで3回を限度として分割して，介護休業を取得することができます。

　介護休暇と同じく日々雇用される従業員は取得することができません。また，労使協定締結により入社して1年未満の従業員や1週間の所定労働日数が2日以下の従業員等については，取得できないことがあります。また，有期契約労働者がこの制度を利用したいときは，「1年以上雇用されている」「休業開始予定日から起算し，93日を超えて引き続き雇用の見込みがある」という条件も必要です。

　対象となる家族は，介護休暇の場合と同じです。

介護休業給付金制度

　介護休業は，介護休暇と比べると長期的に取得できますが，一般的には介護等で会社を休んだ場合その間の給与が出ないため，経済面での不安が生じる可能性があります。その際利用したいのが「介護休業給付金制度」です。

　介護休業給付金制度を利用するためには，雇用保険の加入者で一定の条件を満たす必要があります。2016年8月1日以降に開始する介護休業から雇用保険の「介護休業給付金」の支給率が休業開始時の賃金の40％から67％へと引き上げられています（図）。

　支給を希望する場合は，原則として事業主が所轄のハローワークに，「雇用保険被保険者休業開始時賃金月額証明書」および「介護休業給付金支給申請書」を提出する必要があります。手続き等を含めさまざまな条件が定められているため，給付金制度を利用したい人は，申請窓口であるハローワークへ早めに問い合わせをして，確認するとよいでしょう。

5

就労と医療費—介護休暇

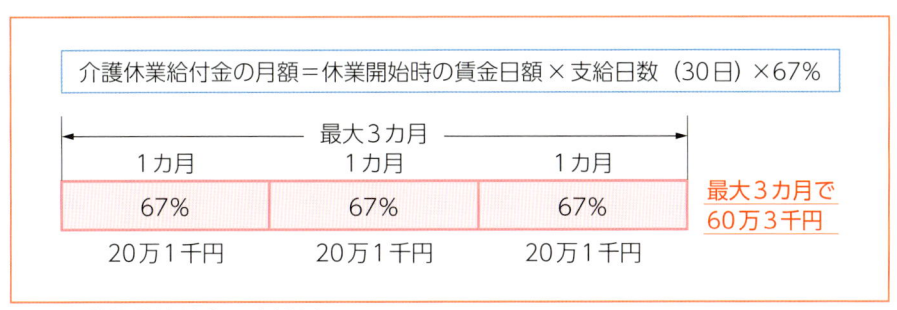

介護休業給付金の月額＝休業開始時の賃金日額×支給日数（30日）×67％		
最大3カ月		
1カ月	1カ月	1カ月
67％	67％	67％
20万1千円	20万1千円	20万1千円

最大3カ月で
60万3千円

図　介護休業給付金の支給例（2016年8月以降）
〔厚生労働省HP（http://www.mhlw.go.jp/file/06-Seisakujouhou-11600000-Shokugyouanteikyoku/0000127885.pdf）より引用〕

◆ 高額療養費制度

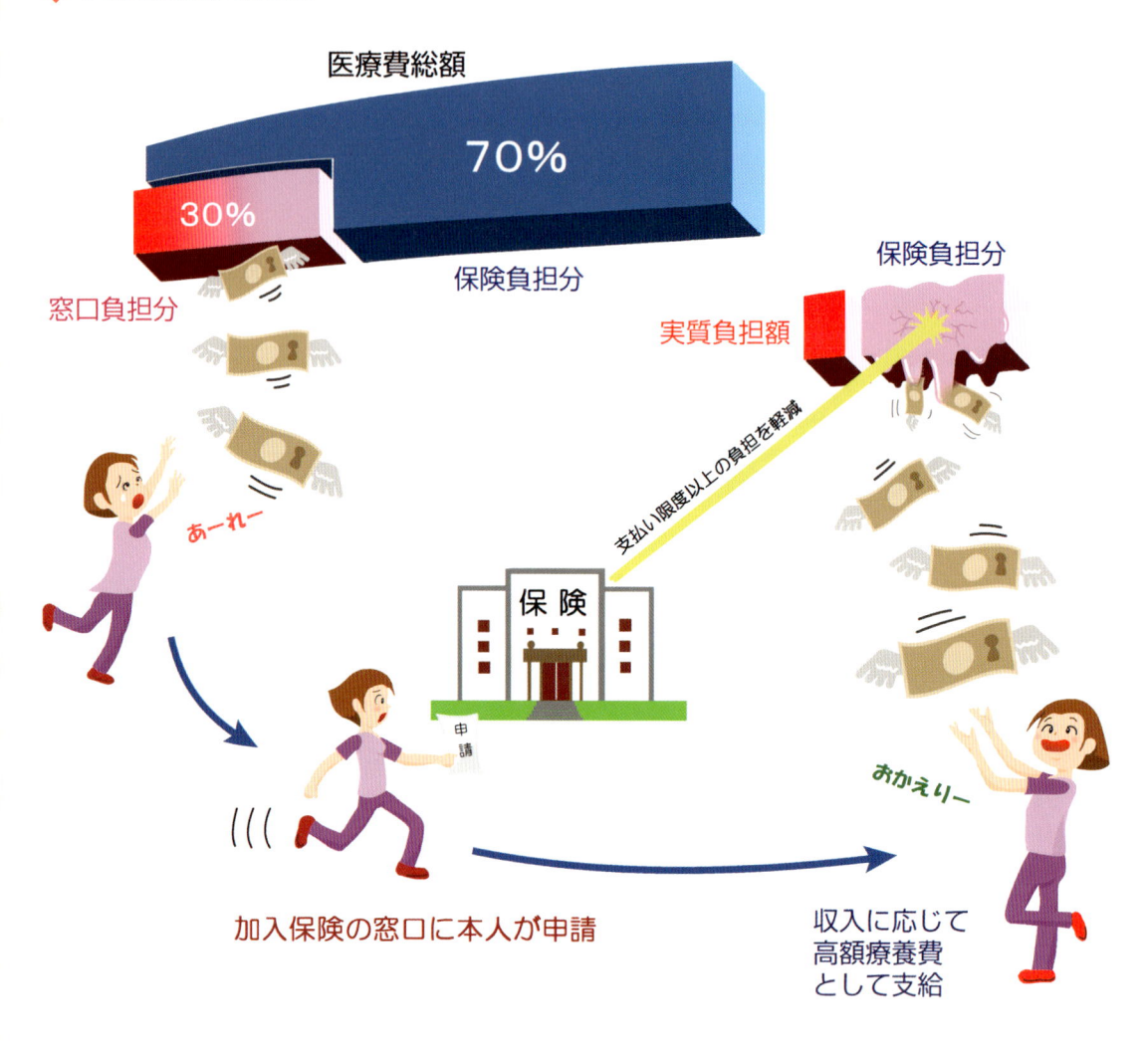

医療費総額

70% 保険負担分

30% 窓口負担分

保険負担分

実質負担額

支払い限度以上の負担を軽減

保険

あーれー

申請

加入保険の窓口に本人が申請

おかえりー

収入に応じて高額療養費として支給

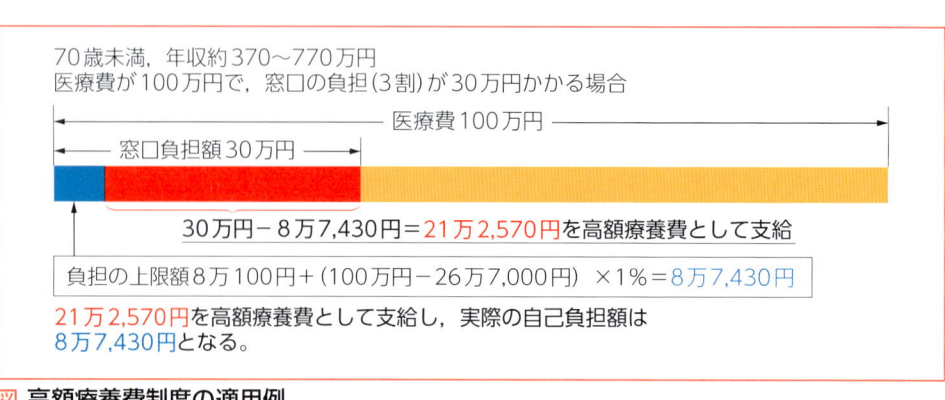

70歳未満，年収約370〜770万円
医療費が100万円で，窓口の負担（3割）が30万円かかる場合

医療費100万円

窓口負担額30万円

30万円−8万7,430円＝21万2,570円を高額療養費として支給

負担の上限額8万100円＋（100万円−26万7,000円）×1％＝8万7,430円

21万2,570円を高額療養費として支給し，実際の自己負担額は
8万7,430円となる。

図 高額療養費制度の適用例

高額療養費制度とは

高額療養費制度は，年齢や所得に応じて，一定の支払い限度以上の負担を軽減する制度です（図）。医療機関等の窓口で支払った額が，同一月（月の初めから終わりまで）にかかった医療費の上限額を超えた場合に，超えた金額があとで払い戻されます（ただし，入院時の食費負担や差額ベッド代等は含みません）。

給付については，本人の申請が必要となるため，事前にどの健康保険に加入しているか，また，高額療養費制度の適用を受けるためにはどのような手続きが必要か確認しておいたほうがよいでしょう。

限度額適用認定証

医療費が高額になることが事前にわかっている場合には，「限度額適用認定証」を提示する方法が便利です。70歳未満であれば，認定証を病院の窓口で提示することで，請求される医療費が高額療養費制度の自己負担限度額までとなります。そのため直接支払う医療費を減らすことができ，返戻金の申請も必要なくなります。

2018年8月診療分からは70歳以上でも，所得区分が現役並みⅠ，Ⅱでは医療費を自己負担限度額までの支払いとするためには，健康保険証，高齢受給者証，限度額適用認定証の3点を医療機関窓口に提示することが必要となりました。所得区分が一般，現役並みⅢでは，健康保険証，高齢受給者証を医療機関窓口に提示することで自己負担限度額までの支払いとなります（所得区分が一般，現役並みⅢでは，限度額適用認定証は発行されません）。

表1　70歳未満の方の区分 （2015年1月診療分から）

所得区分	自己負担限度額	多数該当
①区分ア：標準報酬月額83万円以上の方	25万2,600円＋ （総医療費※－84万2,000円）×1%	14万100円
②区分イ：標準報酬月額53万～79万円の方	16万7,400円＋ （総医療費※－55万8,000円）×1%	9万3,000円
③区分ウ：標準報酬月額28万～50万円の方	8万100円＋ （総医療費※－26万7,000円）×1%	4万4,400円
④区分エ：標準報酬月額26万円以下の方	5万7,600円	4万4,400円
⑤区分オ（低所得者）	3万5,400円	2万4,600円

※：総医療費は保険適用される診療費用の総額を意味する

〔全国健康保険協会HP（https://www.kyoukaikenpo.or.jp/g3/cat310/sb3020/r151）より引用〕

表2　70歳以上75歳未満の方の区分 （2018年8月診療分から）

被保険者の所得区分		自己負担限度額	
		外来（個人ごと）	外来・入院（世帯）
①現役並み所得者	現役並みⅢ：標準報酬月額83万円以上で高齢受給者証の負担割合が3割の方	25万2,600円＋（総医療費－84万2,000円）×1% [多数該当：14万100円]	
	現役並みⅡ：標準報酬月額53万～79万円で高齢受給者証の負担割合が3割の方	16万7,400円＋（総医療費－55万8,000円）×1% [多数該当：9万3,000円]	
	現役並みⅠ：標準報酬月額28万～50万円で高齢受給者証の負担割合が3割の方	8万100円＋（総医療費－26万7,000円）×1% [多数該当：4万4,400円]	
②一般所得者（①および③以外の方）		1万8,000円 （年間上限14.4万円）	5万7,600円 （多数該当：4万4,400円）
③低所得者	Ⅱ※	8,000円	2万4,600円
	Ⅰ		1万5,000円

※：被保険者が市区町村民税の非課税者等である場合

〔全国健康保険協会HP（https://www.kyoukaikenpo.or.jp/g3/cat310/sb3020/r151）より引用〕

◆ 傷病手当金

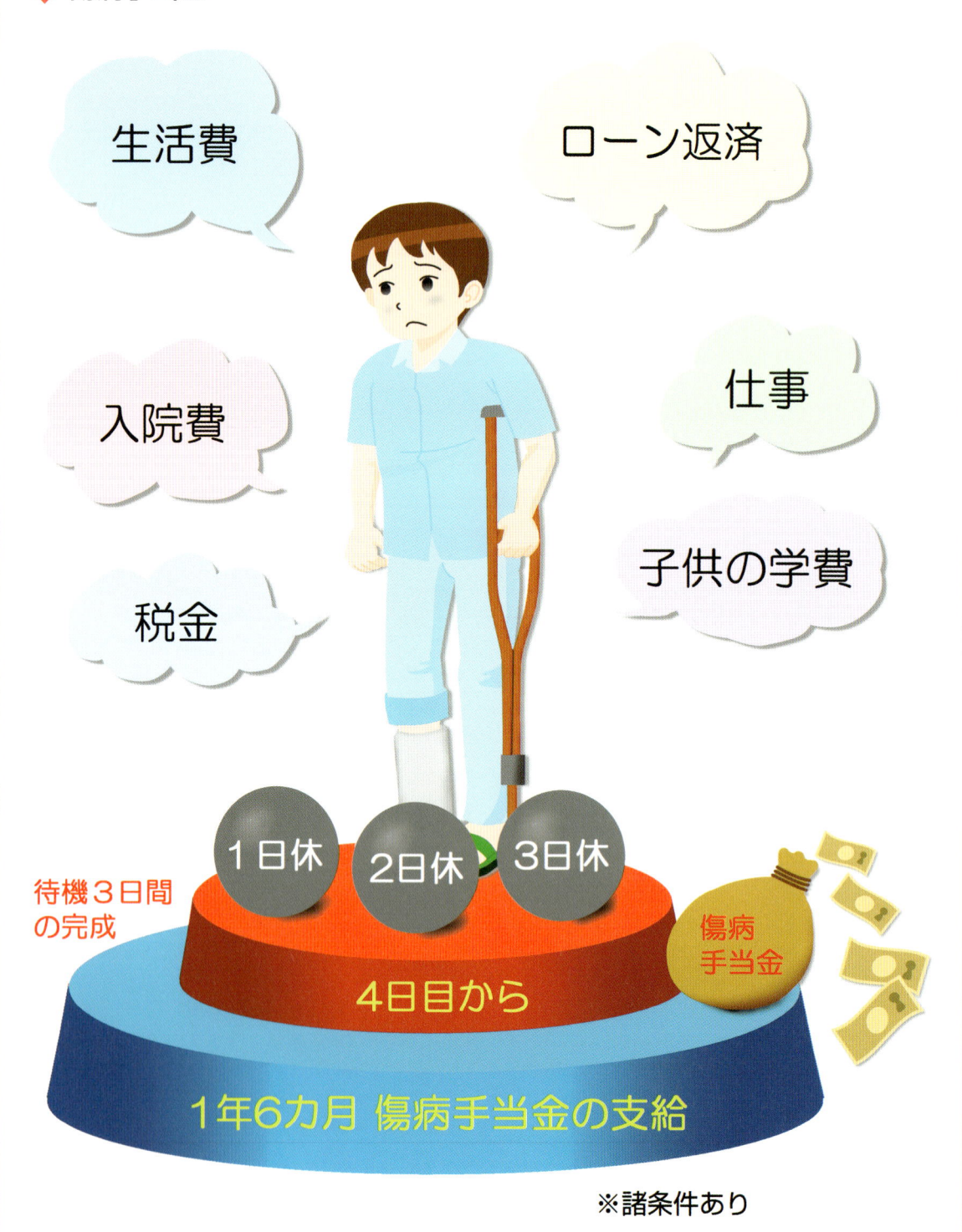

傷病手当金とは

傷病手当金とは，被保険者が病気やケガの療養のために会社を休み，事業主から報酬の支払いがない状態が3日間連続した場合（待期期間という）に受給資格が生じ，4日目以降，休んだ日に対し支給されます。待期期間は，2回目以降の請求時には発生しません。

有給休暇は傷病手当金の対象外ですが，待期期間には報酬があったかどうかは関係ありませんので，有給休暇，土日，祝日などの公休日も含む3日間を連続して休業していれば，4日目から支給されます。

傷病手当金は，条件が整い申請することにより支給されます。また，会社等事業主には傷病手当金に関わる負担は発生しません。

支給される期間

受給期間は同一の傷病で支給を開始した日から最長1年6カ月間です（図）。これは暦のうえで計算した期間であり，実際に受給した期間ではないことに注意が必要です。例えば，一時体調が回復し復職した期間があり傷病手当金を受給していない期間があっても，受給開始日から1年6カ月後に受給期間が満了となります。

また，休んだ期間について事業主から傷病手当金の額より多い報酬額の支給を受けた場合は，傷病手当金は支給されません。

ただし，傷病手当金は保険者によって違いがあるので注意しましょう。

全国健康保険協会（協会けんぽ）→ 制度あり

健康保険組合 → 独自の制度があるので加入先の保険者に確認が必要

市町村が行う国民健康保険 → 制度なし

支給される額

傷病手当金の支給額は，1日当たり，標準報酬日額の3分の2に相当する額，つまり，

[支給開始日以前の継続した12カ月間の各月の標準報酬月額を平均した額] $\div 30$日$\times \dfrac{2}{3}$

となります。

なお，支給開始日以前の期間が12カ月に満たない場合は，「支給開始日の属する月以前の継続した各月の標準報酬月額の平均額」と，「30万円（当該年度の前年度9月30日における全被保険者の同月の標準報酬月額を平均した額）」を比べて少ないほうの額を使用して計算します。

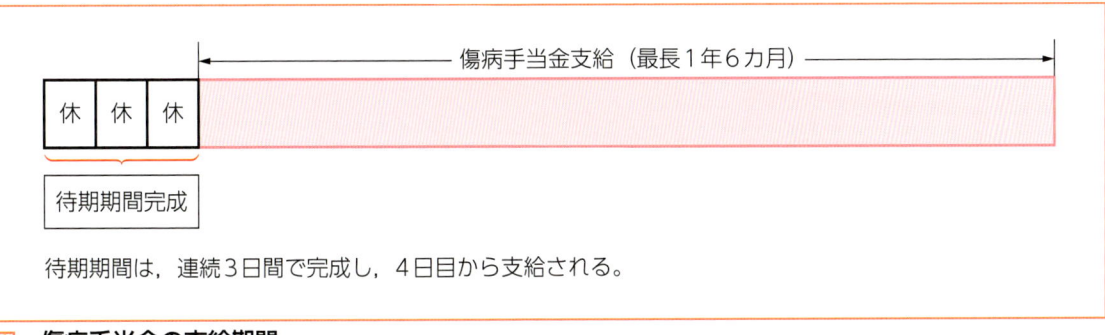

図　**傷病手当金の支給期間**

◆ 障害年金

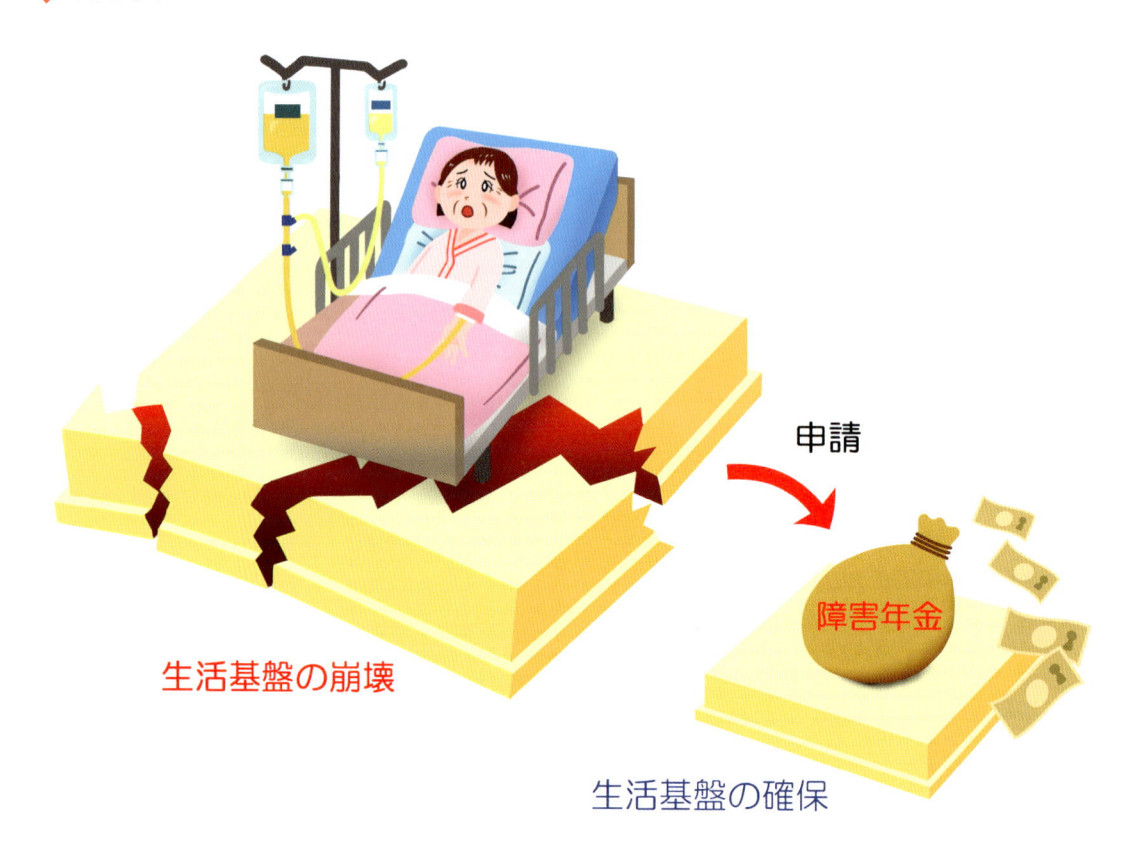

申請

障害年金

生活基盤の崩壊

生活基盤の確保

◆ 3つのキーワード

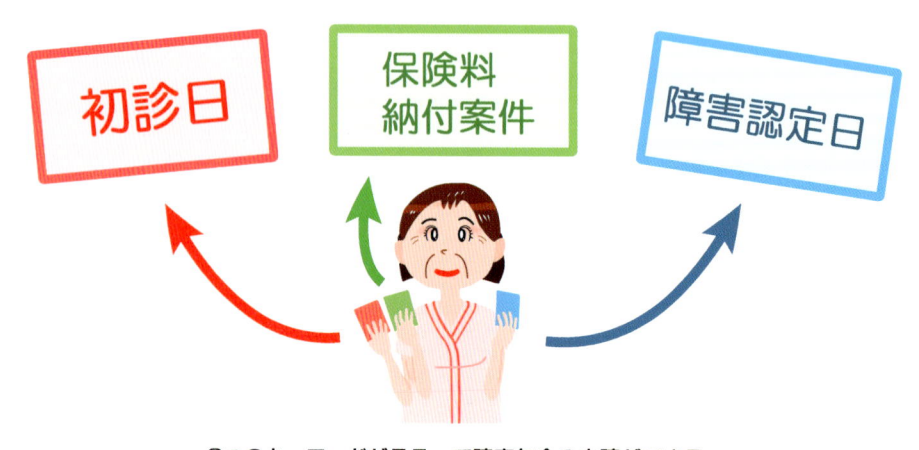

初診日

保険料
納付案件

障害認定日

3つのキーワードがそろって障害年金の申請ができる

障害年金とは

障害年金は，年金加入者が病気やけがで障害を負ったことで生活や仕事などが制限された場合，生活の安定が損なわれないようにするものです。

一定の条件（後述）を整えなければなりませんが，がんについては人工肛門や新膀胱の造設など，目に見えて身体の機能が変わった場合に障害年金支給の対象となります。また，客観的にわかりにくい内部障害の場合でも，その原因ががんの治療によるものであり，日常生活や現在の仕事に支障を来すことが認められれば支給される可能性があります。

障害年金には「障害基礎年金1・2級」と「障害厚生年金1・2・3級」があります。市町村等が発行している「障害者手帳」の等級とは違うので注意が必要です。一方，障害者手帳を持っていない場合でも，障害年金を受給することができるケースもあります。

請求手続き

障害年金の請求手続きには3つのキーワードがあります。「初診日」，「保険料納付要件」，「障害認定日」です。

1つ目の「初診日」とは，障害の原因となった，がんなどの傷病について，初めて医師または歯科医師の診療を受けた日をいいます。初診日に国民年金に加入していた場合は「障害基礎年金」，厚生年金に加入していた場合は「障害厚生年金」が請求できます。初診日は，保険料納付要件や障害認定日にも影響します。治療が長期にわたり，初診日も初診の病院もわからない場合は，過去の領収証，診察券やお薬手帳などの書類を探して，該当する可能性のある病院に確認することになります。

初診日が確定すると，2つ目の「保険料納付要件」が問われます。初診日の前日に，次のいずれかの要件を満たしていることが必要です。

①初診日のある月の前々月までの公的年金の加入期間の3分の2以上の期間について保険料が納付または免除されている
②初診日に65歳未満であり，初診日のある月の前々月までの1年間に保険料の未納がない

納付状況については，事前に年金事務所などで調べておくことが大切です。

3つ目の「障害認定日」は，原則として「初診日から1年6カ月を経過した日」とされています。その日において，一定の障害の程度にあることが必要です。障害年金の請求は，障害認定日を過ぎてからでなければ請求することができません。しかしながら，傷病によっては1年6カ月以内にその傷病が治った場合，治った日（その病状が固定し，治療の効果が期待できない状態に至った日を含む）を障害認定日として，1年6カ月待たずに請求できる以下のようなケースがあります。

・人工肛門の造設，尿路変更術を施術した場合は造設または手術を施した日から起算して6カ月を経過した日
・新膀胱を造設した場合は，造設した日
・切断または離断による肢体の障害は，原則として切断または離断した日（障害手当金または旧法の場合は，創面が治癒した日）
・在宅酸素療法を行っている場合は在宅酸素療法を開始した日
・人工透析療法を行っている場合は透析を初めて受けた日から起算して3カ月を経過した日
・喉頭全摘出の場合は全摘出した日
・人工骨頭または人工関節を挿入置換した場合は挿入置換した日
・心臓ペースメーカー，植え込み型除細動器（ICD）または人工弁を装着した場合は装着した日

以上のようなケースでは，初診日から1年6カ月を経過する前に認定日として取り扱うので障害年金の請求が可能になります。

資料編

1　血管外漏出リスク分類

2　投与ルート選択アルゴリズム

3　英国の投与ルート選択アルゴリズム

4　主な抗悪性腫瘍薬における間質性肺炎，肺障害の発生頻度

5　各種抗がん薬の精子形成に対する影響

6　がん化学療法と放射線治療が女性に恒常的な無月経を引き起こすリスク

7　がん関連疲労（CRF）対策

8　心の健康を保つ方法

9　睡眠障害への対処法

10　がん治療中・治療後の食事の工夫

11　骨の健康を維持するための方法

12　相談内容と活用できる制度

資料1　血管外漏出リスク分類

➡ ⑲ 血管外漏出・静脈炎（42頁）

壊死性抗がん薬 (vesicant drug)	炎症性抗がん薬 (irritant drug)	非壊死性抗がん薬 (non-vesicant drug)
DNA結合性 アクチノマイシンD アムルビシン イダルビシン エピルビシン ダウノルビシン ドキソルビシン トラベクテジン マイトマイシンC リポソーマルドキソルビシン **非DNA結合性** ドセタキセル パクリタキセル ビノレルビン ピラルビシン ビンクリスチン ビンデシン ビンブラスチン ベンダムスチン ミトキサントロン ラニムスチン	アクラルビシン イホスファミド イリノテカン エトポシド オキサリプラチン カルフィルゾミブ カルボプラチン クラドリビン ゲムシタビン シクロホスファミド シスプラチン ダカルバジン チオテパ テモゾロミド トラスツズマブエムタンシン ニムスチン ネダプラチン ノギテカン ブスルファン フルオロウラシル フルダラビン ブレンツキシマブベドチン ボルテゾミブ メルファラン	L-アスパラギナーゼ アザシチジン エノシタビン エリブリン 三酸化ヒ素 シタラビン セツキシマブ テムシロリムス トラスツズマブ ニボルマブ ネララビン パニツムマブ ブレオマイシン ベバシズマブ ペプロマイシン ペメトレキセド メトトレキサート モガムリズマブ ラムシルマブ リツキシマブ

(各薬剤添付文書，インタビューフォームより作成)

資料2　投与ルート選択アルゴリズム

➡ ⑲ 血管外漏出・静脈炎（42頁）

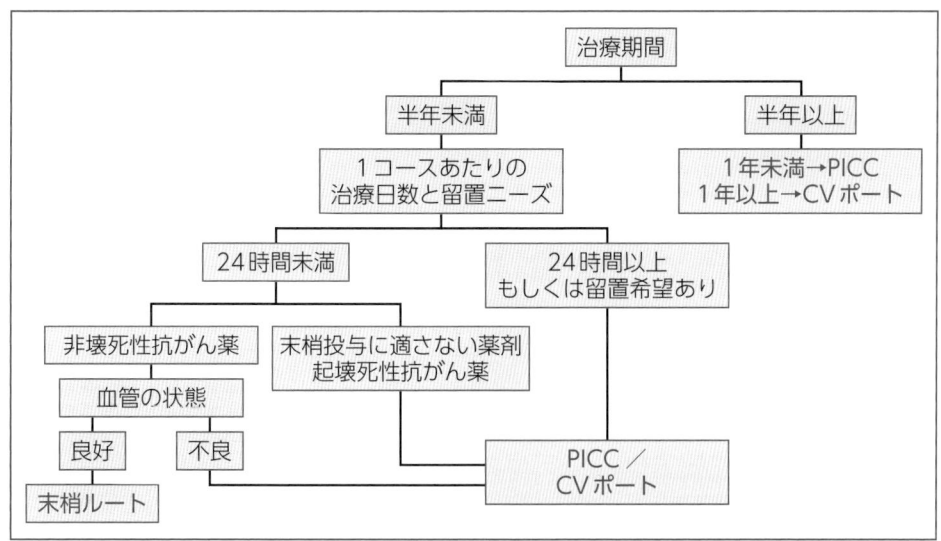

(Tripler Army Medical Centerにおけるカテーテル選択基準参考：改変)

資料3　英国の投与ルート選択アルゴリズム

➡ ⑲ 血管外漏出・静脈炎（42頁）

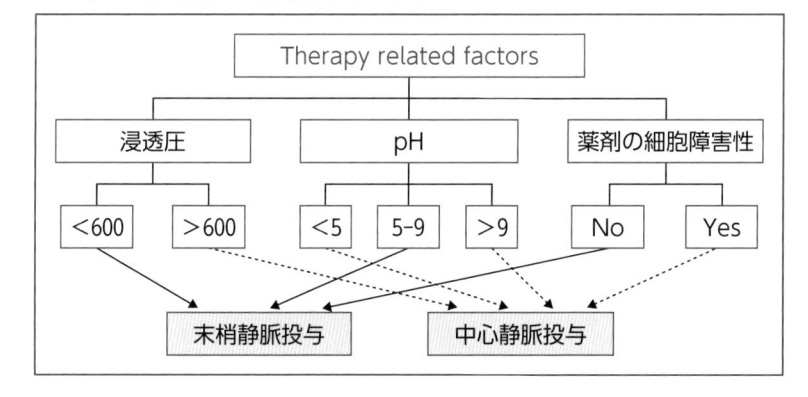

右側余白：資料

資料4　主な抗悪性腫瘍薬における間質性肺炎，肺障害の発生頻度

➡ ㉒ 間質性肺炎（48頁）

薬剤名	主な商品名	頻度（%）
ゲフィチニブ	イレッサ	1〜10未満
エルロチニブ塩酸塩	タルセバ	4.4, ゲムシタビンとの併用で8.5
テムシロリムス	トーリセル	17.1
エベロリムス	サーティカン, アフィニトール	0.6, 15.1
パクリタキセル	タキソール	0.54
ドセタキセル水和物	タキソテール	0.1
アムルビシン塩酸塩	カルセド	2.2
ゲムシタビン塩酸塩	ジェムザール	1.5
ペメトレキセドナトリウム水和物	アリムタ	3.6
ビノレルビン酒石酸塩	ナベルビン	2.45
イリノテカン塩酸塩水和物	カンプト, トポテシン	1.3
ペプロマイシン硫酸塩	ペプレオ	6.9
ブレオマイシン	ブレオ	10.2
シスプラチン	ブリプラチン, ランダ	0.38
カルボプラチン	パラプラチン	0.1
S-1	TS-1	0.3

（2019年4月までの添付文書，インタビューフォーム使用成績調査より作成）

資料5　各種抗がん薬の精子形成に対する影響

➡ 28 がん化学療法と生殖機能障害（62頁）

薬剤（総投与量）	主な商品名	影響
放射線（睾丸への2.5Gyの照射）		遷延性無精子症
シクロホスファミド（19g/m²）	エンドキサン	
プロカルバジン（4g/m²）	塩酸プロカルバジン	
メルファラン（140mg/m²）	アルケラン	
シスプラチン（500mg/m²）	ランダ，ブリプラチン	
ブスルファン（600mg/kg）	マブリン，ブスルフェクス	他の抗がん薬と併用したときに，無精子症を起こす可能性がある
イホスファミド（42g/m²）	イホマイド	
アクチノマイシンD	コスメゲン	
カルボプラチン（2g/m²）	パラプラチン	遷延性無精子症は，通常の投与量ではあまりみられない
ドキソルビシン（770mg/m²）	アドリアシン	上記の薬剤と併用され遷延性無精子症を引き起こす可能性がある。上記薬剤と併用されないときは，一時的な精子減少のみを引き起こす
チオテパ（400mg/m²）	テスパミン	
シタラビン（1g/m²）	キロサイド	
ビンブラスチン（50g/m²）	エクザール	
ビンクリスチン（8g/m²）	オンコビン	
ブレオマイシン，ダカルバジン，ダウノルビシン，エピルビシン，エトポシド，フルダラビン，フルオロウラシル，6-メルカプトプリン，メトトレキサート，ミトキサントロン，チオグアニン		通常のレジメンで使用される投与量では，精子数の一時的な減少を引き起こすが他の薬剤への相加的な作用の可能性あり
プレドニゾロン		精子形成に影響なし
インターフェロンα		精子形成に影響なし
新しい薬剤　オキサリプラチン，イリノテカン，トラスツズマブ，イマチニブ，タキサン系		精子形成に対する影響は不明

（2006年 ASCO がん患者の妊孕性に関する勧告）

資料6　がん化学療法と放射線治療が女性に恒常的な無月経を引き起こすリスク

➡ ㉘ がん化学療法と生殖機能障害（62頁）

リスクの程度	がん治療
高リスク （＞80%）	●造血幹細胞移植（シクロホスファミド／放射線全身照射またはシクロホスファミド／ブスルファン） ●卵巣を含む領域への照射 ●40歳以上のCMF，CEF，CAF×6サイクル（シクロホスファミド，メトトレキサート，フルオロウラシル，ドキソルビシン，エピルビシンを用いる乳がん補助療法）
中リスク	●30〜39歳のCMF，CEF，CAF×6サイクル ●40歳以上のAC×4サイクル（ドキソルビシン／シクロホスファミドを用いる乳がん補助療法）
低リスク （＜20%）	●ABVD（ドキソルビシン，ブレオマイシン，ビンブラスチン，ダカルバジン） ●CHOP×4〜6サイクル（シクロホスファミド，ドキソルビシン，ビンクリスチン，プレドニゾロン） ●CVP（シクロホスファミド，ビンクリスチン，プレドニゾロン） ●AML治療（アントラサイクリン／シタラビン） ●ALL治療（多種抗がん薬） ●30歳未満のCMF，CEF，CAF×6サイクル ●40歳以下のAC×4サイクル
非常に低リスク またはリスクなし	●ビンクリスチン ●メトトレキサート ●フルオロウラシル
リスク不明	●タキサン系 ●オキサリプラチン ●イリノテカン ●モノクロナール抗体 ●チロシンキナーゼ阻害薬

（2006年 ASCOがん患者の妊孕性に関する勧告）

資料7　がん関連疲労（CRF）対策

➡ **31** がん関連疲労（CRF）（68頁）

- ・エクササイズ
  - ➡身体活動を増やすことで疲労感の減少が期待できる。
- ・栄養カウンセリングを受ける
  - ➡疲労感を防ぎ，エネルギーを増やすのに十分なカロリー，水分，蛋白質，その他の栄養素を摂取していることを確認できる。
- ・心理社会的対策
  - ➡カウンセリング，サポートグループへの参加，ストレス対策をすることで活力の回復につながる。
- ・休息
  - ➡エネルギーを節約し，効率的に使う。家事，運転，料理などのサポートを受けることを重荷に考えないようにする。
- ・気晴らし
  - ➡音楽鑑賞や読書，友人と会うことなどは疲労感を軽減させる。「笑い」を通したユーモア療法も効果的。
- ・リラクセーション
  - ➡カフェイン制限や昼寝時間をとりすぎないなどにより睡眠の質を改善。マッサージ療法，ヨガ，マインドフルネスも役立つ。
- ・自然のなかで過ごす
  - ➡湖のそばに座ったり，庭で作業したり，バードウォッチングをしたりすることで疲労感が軽減される。
- ・薬物療法
  - ➡抗うつ薬，抗不安薬，貧血改善薬が疲労感を軽減する可能性がある。

資料

資料 8　心の健康を保つ方法

➡ 36 心のケア（80頁）

● 自分自身の身体をケアする

- 健康的な食事は，治療のつらさをやわらげたり，より早い回復，感染予防にもつながる。
- 治療中，治療後の定期的な運動は，気持ちをポジティブにし，身体と心の健康を改善する。また，不安やうつを改善する効果もある。
- 睡眠は心身の健康にとても重要である。

● リラックスする

　リラックスは，うつ病や不安の解消に役立ちます。また睡眠障害の解消や痛みの軽減にも役立つ可能性があります。入浴や，心地良い音楽を聴くだけでもリラックスにつながります。以下のようなテクニックも効果的です。

- イメージ法：休日の思い出など，心を落ち着かせるシーンをイメージする
- 筋肉弛緩法：体から流れ出る緊張を想像しながら，筋肉を緊張させた後，弛緩させる
- 呼吸法：呼吸のリズムと深さに焦点を当て，ゆっくりと呼吸する

● 自分の気持ちについて話す

　患者はさまざまな不安を経験しますが，多くは周りの人に心配をかけまいと，不安について話すことをためらいます。しかし，がんについて話すことは，気持ちを整理し，味方を見つけ，不安をより少なくすることにもつながります。患者の不安を察し，声をかけることも大切です。

- 「何か疑問に思ったことはありますか？　診療システムや専門用語など，わからないことがあれば気軽に聞いてくださいね」
- 「気が向いたらサポートグループやピアサポートグループに参加してみてはどうでしょう。悩みを共有することで気が楽になったり，解決のヒントが見つかったりするかもしれませんよ」
- 「相談したいことがあれば主治医からカウンセラーや心理士，ケースワーカーを紹介いたしますよ。また，患者さんの職場で復職支援プログラムやカウンセリングを行っているかもしれませんので確認されてはいかがでしょうか」
- 「家族や友人に頼ってみましょう。気持ちを伝えることでお互いを理解し，力になってくれるのではないでしょうか」

資料9　睡眠障害への対処法

➡ 37 睡眠障害への対処（82頁）

● 日中の行動

〈運動〉
- 毎日何らかの運動をする
- 就寝2～3時間前に運動を終える

〈日光を浴びる（体内時計をリセット）〉
- 特に朝は，毎日日光を浴びるようにする。カーテンを開けるか，屋外に出る

〈昼寝の制限〉
- 午後遅く（4時以降）の昼寝はしない
- 昼寝の必要がある場合は午後3時までを目安に，30分後に目覚めるようにアラームを設定する

〈カフェインの制限〉
- 午後遅い時間はカフェインを控える

〈ニコチンの制限〉
- 就寝前数時間は，ニコチンを含む製品（たばこ，ニコチンパッチ，ガムなど）を控える

〈睡眠記録をつける〉
- 昼寝を含め，睡眠記録をつける。睡眠に問題がある場合に気づきやすくなる

● 就寝時の注意点

〈寝室の照明を暗くする〉
- 光は脳に覚醒情報を伝える。夕方には部屋の照度を下げておくことが望ましい
- パソコン，テレビ，タブレットの使用時間を制限する。できるだけ画面を暗くする

〈食事と飲み物の制限〉
- アルコールの摂取量を1日1ドリンク（純アルコール換算で10g＝1ドリンク）以下に制限することが望ましい。アルコールは入眠を助けることもあるが，中途覚醒にも関連する
- 就寝3時間前には夕食を終える
- 夜間，トイレに起きてしまう場合は，就寝前の飲み物を制限する

〈寝室を快適にする〉
- 寝室を静かに，照明を落とし涼しくする。照明を落とせない場合は，アイマスクを使用する
- 雑音が気になる場合は，耳栓や波の音が入ったCDなどを試す
- 季節の変化により，快適と感じる寝具に変更する
- ペットと同室で寝ないようにする。ペットの動きは中途覚醒に影響しやすい

〈就寝時ルーティンを守る〉
- 毎日同じ時間に就寝し，同じ時間に起床する。休日でも朝の起床のずれは2時間以内が望ましい

〈夜中に起きなければならない場合，安全に気をつける〉
- トイレと廊下には夜間照明を使用する
- 必要に応じて，飲料水，電話，眼鏡，懐中電灯をベッドのそばに置いておく

〈眠れないとき〉
- 時計の文字盤の向きを変え，時刻が視界に入らないようにする
- 個人差はあるが，就寝後20分以上入眠できない場合はベッドからいったん起きて，眠くなるまでリラックス法を試す
- 就寝前1時間は，深呼吸運動，瞑想，マッサージ，読書，ゆっくりした音楽を聴くなど，リラックスして過ごす

資料

資料10　がん治療中・治療後の食事の工夫

➡ 38 食事（84頁）

● 食欲のないとき，体重減少があるとき

- 1日の食事回数を増やす。一度の食事で多くを食べるのではなく，少しずつ分けて食べる。
- 間食を効果的に取り入れる。いつでもすぐに食べられるものがよい。
  - ➡間食に適している食品の例
    - アイスクリーム，カステラ，チーズ，バナナやリンゴ，せんべい，ヨーグルト，チョコレート，ゼリー，はちみつなど
- 脂肪分のとり方を工夫する。
  - ➡マヨネーズやマリネ，南蛮漬けのように，レモン・酢・ポン酢・大根おろし・好みの香味（山椒や七味，生姜，大葉など）で食べやすくする。
- 蛋白質をしっかりとる。
  - ➡魚，肉，卵，大豆，乳製品を献立に取り入れる。

● 味覚の変化があるとき

- 味を感じない，甘みを強く感じる，塩・醤油が苦いなどさまざまな症状があることを認識しておく。
- 食べやすい食品を見つける。
- 香りを楽しむ。においに敏感なときは納豆など嫌なにおいの食品を避ける。
  - ➡塩，醤油を苦く感じるときは，それらを控えて出汁・酢・味噌・香味（ゆずなどの柑橘，ごま，胡椒，生姜，大葉など）をうまく活用する。
  - ➡塩，醤油が鉄の味に感じるときは，それらを控えるとともに，鉄製の食器を使用しないようにする。
  - ➡甘みを強く感じるときは砂糖やみりんを控えて，塩・醤油・味噌を少し濃くしてみる。人工甘味料を試す。
  - ➡味を感じないときは，彩りや盛りつけ，家族での団欒など食事の雰囲気を楽しむ工夫をする。また，濃いめの味付けや，酢，マヨネーズなどの酸味，香味（柑橘，ごま，胡椒，生姜，大葉など）を付けるなどの工夫をする。

● 噛めない，飲み込めないとき

- 口腔粘膜炎の症状が強いときは，刺激物を避けて飲み込みやすい食品を選択する。
- 神経障害などで噛む力，飲み込む力が弱くなっているときは，柔らかくし，飲み込みやすい食品をとる。また，液体でむせるときはとろみをつける。
- 喉や食道が腫れている場合は，柔らかく，細かくして，飲み込みやすい工夫をする。
  - ➡飲み込みやすい工夫
    - 茶碗蒸しや，ゼリー・くず湯・あんかけなど，とろみを利用する。
    - 柔らかく調理する。細かく刻む。すりつぶす。

● 下痢をしているとき

- 刺激の少ないもの・消化の良いもの・温かいものを食べるようにし，水分をしっかりとる。
  - ➡避けたほうがよい食品
    - 脂肪・油脂の多いもの（揚げ物，ステーキなどの洋食，炒め物など），刺激の強いもの（カレーや唐辛子などの辛味，コーヒーなど），冷たいものや炭酸飲料（アイスクリーム，氷水，サイダーなど），繊維質の多いもの（海藻，きのこ，豆，芋，こんにゃく，バナナなど），乳製品

● 便秘をしているとき

> ここでは一般的に機能性便秘に分類される弛緩性便秘時の対処を紹介しています。
> ・食物繊維の多い食品をとる。
> 　➡玄米，雑穀，海藻，きのこ，豆，芋，こんにゃく，バナナなど
> ・生活リズムを整え，規則正しい食生活をする。
> ・ビフィズス菌などの善玉菌を増やして腸内環境を整える。
> ・水分をしっかりとる。

資料11　骨の健康を維持するための方法

➡ **46** 骨の健康（102頁）

● 骨と栄養

> 　骨の健康には運動と栄養が関与しています。骨の健康にはカルシウム，リン，ビタミンDだけでなく，近年，ビタミンK，蛋白質，亜鉛なども注目されています。
> ・**カルシウム**：骨の主成分。腸管でのカルシウム吸収が低下すると血清カルシウムも低下し，その結果，副甲状腺ホルモン分泌が亢進し，骨量低下に至る。
> ・**リン**：酸化防止剤などとして加工食品に多く含まれ，不足することはほとんどないが，過剰摂取は低カルシウム血症につながる。
> ・**ビタミンD**：カルシウムとリンの腸管からの吸収を促進し，骨吸収を抑制する。日光（紫外線）や食事から体内に取り込まれる。日焼け止めの過剰な使用は紫外線によるビタミンDの生成を遮断することとなり，骨量低下につながる。
> ・**ビタミンK**：緑黄色野菜，海藻類などに含まれるビタミンK_1と，腸内細菌によって合成され動物性食品に含まれるビタミンK_2があり，これらは骨のオステオカルシンを活性化し，カルシウムを骨に沈着させて骨の形成を促す。
> ・**蛋白質**：骨基質の主成分であり，骨の成長に関与する。骨密度と蛋白質摂取量が正の相関を示す報告がある。
> ・**その他**：亜鉛，マグネシウム，ビタミンB，ビタミンC，ω3多価不飽和脂肪酸なども良好な骨質に関与すると考えられている。

● 骨と運動

> 　運動は骨の健康を維持するための重要な要素です。定期的な運動で骨量が増え，骨が強くなります。運動は，筋力，筋調整，バランスを維持または改善し，転倒リスクと転倒による骨折のリスクを軽減します。例えば，太極拳は骨の強度を高め筋肉のバランスを改善するため，骨の健康を維持するための優れた運動であるといわれています。
> ・**運動の利点**
> 　➡骨粗鬆症リスク低下／疲労軽減／ストレス軽減／全身血流増加／生活の質（QOL）と自信の向上／自己コントロール感を高める
> ・**日常に運動を組み込むために**
> 　➡5〜10分ほどのウォーキングから始め，徐々に増やしていく／電車の利用時に一駅前で降りて歩くなど外出先でも工夫する／エレベーターやエスカレーターではなく階段を使用する／ヨガ，呼吸法，リラクゼーション，瞑想の組み合わせは気分を落ち着け，骨の健康にも良い効果をもたらす／太極拳は骨の強度を高め，バランスを改善するため，骨の健康を維持する

資料12　相談内容と活用できる制度

➡ 48 社会的リソース（サポートセンター等）へのアクセス（106頁）

相談内容	相談窓口	活用できる制度	利用条件
医療費の払い戻しを受けたい	加入している公的医療保険（健康保険組合・協会けんぽ・国民健康保険・後期高齢者医療制度）の窓口	高額療養費制度	1カ月に支払った医療費が自己負担限度額を超えた場合
入院中の食事代や医療費の負担を減らしたい		限度額適用・標準負担額減額認定	世帯全員が住民税非課税，年金収入80万円以下，老齢福祉年金を受給している人
税金の還付を受けたい	住所地管轄の税務署	医療費控除	1年間（1月1日～12月31日）に一定以上の医療費の自己負担があった場合
介護が必要になる(訪問介護，訪問看護，訪問リハ，福祉用具レンタルなど)	市区町村の介護保険担当窓口，地域包括支援センター	介護保険制度	65歳以上で介護を必要とする状態になった場合 40～64歳で，がん患者のうち「末期がん」と診断された人
休職を検討したい	会社担当者，協会けんぽ，健康保険組合など	傷病手当金	連続する3日間を含み4日以上仕事を休んだ場合，給料がもらえない場合，就業者のみ対象など
家族の介護で休暇を検討したい	各事業部	介護休業 介護休暇	要介護状態の家族の介護を行う労働者
がんの治療で障害(例：人工肛門など)が残った	年金事務所，年金相談センター，市区町村の国民年金担当窓口	障害年金	病気で生活や労働に障害が生じた場合，初診日が65歳未満であること，初診日時点で年金に加入していることなど
生活にかかる経済的支援を受けたい	市区町村の社会福祉協議会	生活福祉資金貸付制度	低所得者世帯，障害者世帯 高齢者世帯
	住所地管轄の福祉事務所	生活保護制度	収入が最低生活費に満たない場合
保障の内容を確認したい，給付金などを受け取りたい	給付金，各種特約	加入している保険会社の担当者，窓口，コールセンターなど	

※各制度によって利用条件は異なる
※本人と家族の医療・介護その他療養生活での支払いの領収書などは，なくさないように保管しておく
〔がん情報センター（https://ganjoho.jp/public/support/backup/finance.html）などをもとに作成〕

 # 患者ノート

がんの治療を行うにあたり，患者さん自らが正確に治療内容・目的，緊急時の連絡先，自分の体調，副作用の有無などを理解し，管理しておくことはとても大切なことです。

　患者さん自身がチーム医療に参加できるよう，この「患者ノート」に記入し，いざというときに必要な情報の整理や，医療者とのコミュニケーションのためのツールとしてお役立てください。

「患者ノート」はダウンロードが可能です

　インターネット上の下記サイトからPDFをダウンロードすることができます（本書ご購入者限定。プリントアウト可）。患者さん自身の情報整理などにお役立てください。

◆URL：https://ser.jiho.co.jp/supportive-care/
◆パスワード：supportive2
　（すべて半角・小文字で，「エス・ユー・ピー・ピー・オー・アール・ティー・アイ・ブイ・イー・2」）

※ご利用はご購入者に限ります。
※必ず専用サイトの注意書きをよく読み，ご理解のうえご利用ください。

(記入日：　　　年　　　月　　　日)

名前		性別	男・女
生年月日	年　月　日（　　歳）	血液型	型（RH　　）
住所	〒　　　－		
電話番号	－　　　　　－		
携帯電話番号	－　　　　　－		
メールアドレス	@		

◆ 診断日と治療の予定

診断日	年　　月　　日　（　　）
担当医	
診断内容（検査結果，がんの部位）	
今後の治療内容	
予測される副作用や注意すること	
メモ	

◆医療チーム

かかりつけ医		連絡先 (TEL・Eメール)	
主治医		連絡先 (TEL・Eメール)	
放射線科医		連絡先 (TEL・Eメール)	
歯科医師		連絡先 (TEL・Eメール)	
担当看護師		連絡先 (TEL・Eメール)	
担当薬剤師		連絡先 (TEL・Eメール)	
がんでかかっている病院		連絡先 (TEL・Eメール)	
ソーシャルワーカー		連絡先 (TEL・Eメール)	
理学療法士／作業療法士		連絡先 (TEL・Eメール)	
栄養士		連絡先 (TEL・Eメール)	
かかりつけ薬局		連絡先 (TEL・Eメール)	
		連絡先 (TEL・Eメール)	
		連絡先 (TEL・Eメール)	
		連絡先 (TEL・Eメール)	
		連絡先 (TEL・Eメール)	
		連絡先 (TEL・Eメール)	
		連絡先 (TEL・Eメール)	
		連絡先 (TEL・Eメール)	
		連絡先 (TEL・Eメール)	
		連絡先 (TEL・Eメール)	

◆ 現在加入している保険

	加入している保険	担当窓口の連絡先
公的医療保険		
公的医療保険		
公的医療保険		
民間保険		
民間保険		
民間保険		

◆ 申請すべき公的制度

申請する制度	（高額療養費制度・傷病手当金制度など）

◆ 職場についての確認事項

病気について知らせるべき相手	
休職の手続き	
支援体制の有無	
復帰時の業務変更の希望	
退職時の手続き	

◆ 治療前・治療中に周囲の人に伝えておくべき内容

家族に対して	相手： 内容：
	相手： 内容：
職場に対して	相手： 内容：
	相手： 内容：
医療スタッフに対して	相手： 内容：
	相手： 内容：
その他	相手： 内容：
	相手： 内容：

◆ 診察日

医師や治療にかかわる医療チームのメンバーとの面会日時，目的などを記入しましょう。

日時	年　　　月　　　日（　　）　　午前・午後　　　時　　分〜
場所	
目的	
確認・質問したいことなど	
今回説明されたこと	
日時	年　　　月　　　日（　　）　　午前・午後　　　時　　分〜
場所	
目的	
確認・質問したいことなど	
今回説明されたこと	
日時	年　　　月　　　日（　　）　　午前・午後　　　時　　分〜
場所	
目的	
確認・質問したいことなど	
今回説明されたこと	
日時	年　　　月　　　日（　　）　　午前・午後　　　時　　分〜
場所	
目的	
確認・質問したいことなど	
今回説明されたこと	

◆ 使用している薬

　現在服薬している薬をしっかりと管理することはとても大切です。服薬している病院で処方された医薬品，薬局・ドラッグストアで購入した一般用医薬品を一覧に書き出しましょう。

医療用医薬品（医師から処方された医薬品）				
薬の名前	処方された日	使用量	使用する頻度	使用時の注意点など

一般用医薬品（薬局・ドラッグストア等で購入した医薬品）				
薬の名前	購入した日	使用量	使用する頻度	使用時の注意点など
（服薬理由）				
（服薬理由）				
（服薬理由）				

◆ 有害事象症状チェック

治療期間中に次にあげる症状があった場合は詳細を記録しましょう。

症状	兆候や症状について
痛み	痛む場所（　　　　　　　　　　　　　　　　） 痛みの強さ（0〜10段階のうち　　　　　　）
疲労感・倦怠感	疲労感・倦怠感（0〜10段階のうち　　　　　　）
睡眠障害	眠れない日が続いた日数（　　　　　　　日）
吐き気	吐き気の強さ（0〜10段階のうち　　　　　　）
嘔吐	一日に嘔吐した回数（　　　　　　　　回）
食欲不振	食欲不振の程度（0〜10段階のうち　　　　　）
下痢	1日の便通（　　　　　回）
便秘	便通がない日が続いた日数（　　　　　日）
38℃以上の熱	医療者に相談または医療機関を受診しましょう
手足のしびれ	しびれがあった部位 （　　　　　　　　　　　　　　　　　　　　）
肌や爪の異変	どのような異変か （　　　　　　　　　　　　　　　　　　　　） 異変のあった部位 （　　　　　　　　　　　　　　　　　　　　）
口内および咽喉頭の痛み	どのような痛みか （　　　　　　　　　　　　　　　　　　　　）
その他（むくみ,排尿時の異変など）	どのような異変があったか具体的に

強さの段階：0→まったくないとき，10→今までの人生で一番強く感じたとき

症状を緩和させるために したこと（薬を飲んだ， 食事内容を変えたなど）	症状や兆候があった日（月日，曜日）						
	／ （　）	／ （　）	／ （　）	／ （　）	／ （　）	／ （　）	／ （　）
医療者に相談または医療機関を受診しましょう							

◆ 検査データ

医師の判断で定期的な検査を行っている場合には検査日と数値を記入しましょう。

検査日 項目			
月　日（　）			
月　日（　）			
月　日（　）			
月　日（　）			
月　日（　）			
月　日（　）			
月　日（　）			
月　日（　）			
月　日（　）			
月　日（　）			
月　日（　）			
月　日（　）			
月　日（　）			
月　日（　）			

◆ my ジャーナル

治療の経過，受けた検査などを記録しましょう。また，気持ちの浮き沈みは健康にも影響を及ぼします。いま感じていること，悩んでいることなどを書き出し，整理してみましょう。

治療の経過，受けた検査，いま感じていること・悩んでいることなど
年　月　日（　）
年　月　日（　）
年　月　日（　）
年　月　日（　）

治療の経過，受けた検査，いま感じていること・悩んでいることなど
年　　月　　日（　）
年　　月　　日（　）
年　　月　　日（　）
年　　月　　日（　）

イラストでよくわかる

がん治療とサポーティブケア 第2版

定価　本体2,500円（税別）

2012年 4 月10日　初版発行
2019年 7 月15日　第2版発行

監　修	田口 哲也（たぐち てつや）
編　著	阿南 節子（あなみ せつこ）　櫻井 美由紀（さくらい みゆき）　岩本 寿美代（いわもと すみよ）
	高橋 由美（たかはし ゆみ）　井関 千裕（いせき ちひろ）　関 孝子（せき たかこ）
発行人	武田 正一郎
発行所	株式会社 じほう

101-8421　東京都千代田区神田猿楽町1-5-15（猿楽町SSビル）
電話 編集　03-3233-6361　販売　03-3233-6333
振替　00190-0-900481
＜大阪支局＞
541-0044　大阪市中央区伏見町2-1-1（三井住友銀行高麗橋ビル）
電話　06-6231-7061

©2019　　　　　　　組版　スタジオ・コア　　印刷　シナノ印刷(株)
Printed in Japan